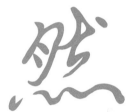

于海亭 于振 编著

——源于生活的心理故事

郑州大学出版社

郑州

图书在版编目(CIP)数据

释然:源于生活的心理故事/于海亭,于振编著. —郑州:郑州大学出版社,2020.9

ISBN 978-7-5645-6981-5

Ⅰ.①释… Ⅱ.①于…②于… Ⅲ.①心理健康-通俗读物 Ⅳ.①R395.6-49

中国版本图书馆 CIP 数据核字 (2020)第 073895 号

郑州大学出版社出版发行

郑州市大学路 40 号　　　　　　　邮政编码:450052

出版人:孙保营　　　　　　　　　发行部电话:0371-66966070

全国新华书店经销

郑州印之星印务有限公司印制

开本:880 mm×1 230 mm　1/32

印张:7.125

字数:116 千字

版次:2020 年 9 月第 1 版　　　　印次:2020 年 9 月第 1 次印刷

书号:ISBN 978-7-5645-6981-5　　定价:32.00 元

本书如有印装质量问题,由本社负责调换

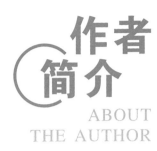

　　于海亭　1955 年出生,河南省商丘市人,毕业于河南中医学院(现河南中医药大学)。1973—2001 年在商丘市第二人民医院(商丘市精神卫生中心)工作,曾任副院长、商丘市心理卫生协会理事长。2001 年在新加坡 PSB 国际管理学院研修。2001—2015 年任郑州市精神卫生中心(郑州市第八人民医院)主任医师、副院长,中华医学会河南省精神疾病专业委员会常务委员,河南省司法鉴定人协会精神病专业委员会副主任委员,国家二级心理咨询师考试专家组评委,郑州市心理卫生协会理事长等。2015—2018 年被海南省精神科医师协会聘为顾问。其从事精神科临床工作 40 多年,积累了丰富的实践经验,奠定了扎实的理论功底,曾师从全国著名精神病学专家罗和春教授。先后发表专业论文 40 多篇,出版《精神疾病中西医结合诊疗手册》《精神疾病防治手册》等著作;完成科研成果 3 项,获得省级科学技术进步奖二等奖 1 项,市级科学技术进步奖二等奖 2 项。

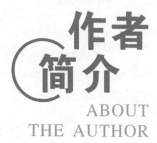

作者
简介

ABOUT
THE AUTHOR

　　于振　1985 年出生,河南省商丘市人,毕业于曲阜师范大学,应用心理学硕士。2012 年至今在郑州师范学院教育科学学院心理学系任讲师。在校主要担任社会心理学课程的授课,在日常教学中有丰富的学生心理学教育经验,拥有国家二级心理咨询师资格证书,从教期间解决了众多学生的心理问题和心理疑惑。

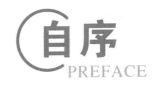

自序
PREFACE

　　历时两年多，《释然——源于生活的心理故事》终于完稿了。笔者是一名精神/心理科医生，写这种偏于故事情节的作品，对笔者来说是一种新的尝试。尽管笔者对自己的文笔多有怀疑，担心自己无法完整叙述这些故事。但思来想去，还是想把四十多年积累下来的心理咨询案例及心得与大家分享，期望大家通过这本书走进心理世界，从中得到些许启示，能积极面对人生的心理困惑；也希望大家读过这本书后，当自己身边的人陷入心理迷途时，懂得如何帮助他调整自我或寻求他人帮助，使其尽快走出迷茫与困境。

　　本书所讲述的心理故事，均是笔者多年精神/心理科临床工作中经历的真实案例。这些案例鲜活地呈现了当代普通人的普通生活。这些来源于现实生活中的心理问题者或精神疾病患者，他们所经历的精神痛苦一点也不亚于其他疾病的躯体痛苦，甚至相比之下更为煎熬。通过案例我们可以发现，身边经常发生的一些事情，看上去平淡无奇，但对那些心理脆弱或性格有缺陷的人来说，可能会造成严重的心理创伤。由此可见，人的心理问题的成因一是来源于个体所处的周围环境,二是来源于自身的遗传素质基础和成长过程的个性修养。心理问题或精神疾病的成因如此复杂又难以琢磨,导致心理卫生工作者很难有效预防心理问题或精神疾病。除此之外,人们对心理问题、精神疾病尚缺乏科学认知或带有偏见,这更给心理问题或精神疾病的发现及诊治带来了重重障碍。因此,普及心理卫生或精神医学知识,提高民众心理健康水平,消除偏见,就显得尤为重要。

每个心理案例,本书都从精神症状学、心理生理学、病理学等角度对其加以分析、探讨。最初本书命名为"跳出心瘴",经过反复斟酌,鉴于很多心理障碍源于内心的淤积,通常我们没有在意的小事慢慢沉淀在心里,逐渐酿成内心巨大的冲突。而要消除这些冲突,保持心中平静,就要学会宽容、释然,于是我最后才定名为《释然——源于生活的心理故事》。

编写本书的目的,其一是想让精神科专业技术人员从中受到些启发。希望这些实例能帮助精神科专业技术人员成长,也希望他们在诊断和治疗精神疾病患者的医疗行为过程中,能够运用心理学知识,对患者多一些理解,多一些共情,多一些发现。希望精神专业技术人员在判断和分析患者的病理过程时,不要忽视患者所处的环境。全方位、耐心地去了解患者的生活,从而进一步了解症状和生活事件的内在联系性及症状背后的故事情节。这样会对医生的诊断和治疗有很大帮助,大大提高医生和患者之间的亲和力。同时,也有助于提高医生的诊疗水平。其二是对大众读者而言,本书是一个来自于现实生活的很好的心理科普题材,它可作为自我生活的借鉴和参考。告诉我们如何面对人生,接受和接纳困难,如何善待别人、善待自己,如何顺其自然,少一些计较,多一些包容和谅解。因为现实生活和工作中,人们方方面面的压力都很大,学生有学习压力,工作人员有工作压力,环境适应、人际交往也会造成各种压力。社会竞争日趋激烈,人就难免出现一些人际交往中的问题,还有家庭矛盾、自我价值的压力及自我内心欲望所造成的心理冲突等。这些矛盾和冲突会导致众多的心理问题,而问题信息长期作用于人的大脑,那些心智脆弱或心理免疫能力较低的人就会出现一些心理问题或精神疾病。正所谓"正气存内,邪不可干。邪之所凑,其气必虚"的道理。多方面无形的信息时刻会对人的生活产生影响,良好的信息可以让人愉悦、心情舒畅,不良的信息持续影响人的心绪,导致疲劳和沮丧。

　　本书的每一篇,均是先描述案例经过,让读者感受一下患者的体验,以理解他们的痛苦和心理矛盾,再辅以心理诊断说明。一些章节会记录医生在适当的时候所给予的心理辅导方法。医生用简练的语言帮助患者进行心理分析,让患者进行自我认识和领悟。

　　本书所列举的案例中的患者,有些诊断是精神分裂症,有些诊断是双相情感障碍,也有些诊断是抑郁症和其他一些心因性反应,还有一些是家庭婚姻的心理问题。本书通过分析患者的心理过程、心理反应、精神病理症状之间的相互联系,以求了解其与心理故事背景之间的关系。认真探寻这些关系,对现实生活中的人所发生的心理/精神症状是非常有意义的。本书所描述的案例后附有"心理解析",其中引用了心理咨询、心理治疗的常用方法,如精神分析疗法、认知领悟疗法、人本主义疗法等。"心理解析"内容也参考了一些心理学的专业书籍,作为案例分析的理论依据。

　　本书所描述的案例在其心理治疗和心理咨询的过程中不拘泥于某种流派或某种学说,而是采取针对患者心理问题的个性特点,分别予以疏导,运用认知领悟、精神分析等行为治疗来纠正患者的心理问题,帮助他们重新建造认知,转变他们的生活态度及人际交往方式,逐渐使他们走出误区。有些案例是以药物治疗为主,尽快地缓解患者的焦虑症状,同时配合心理治疗,使其重新走向社会和工作岗位。

　　这里需要说明的是,为了本书能顺利完稿,并结合多专业角度,笔者特邀郑州师范学院教育科学学院心理学系讲师于振老师来共同编写。于振老师在本书的编写中查阅了大量资料，补充并完善了部分"心理解析"内容。本书是笔者与于振老师的合著作品，是医生与专业教师间的一种跨职业的交叉合作。

本书所涉及的案例，全部来源于真实生活，资料翔实。当然，基于对职业道德遵守，其中隐去了患者的隐私信息。源自于生活的心理故事揭示了当代人多元化生活的某些侧面，暴露了人性的善与恶，也警示人们做人做事一定要有自己的道德底线，遵守社会规则。如读者发现内容与身边人、物、事件有雷同之处，请不要对号入座，因为源于现实生活中的同类事情太多了。

最后，希望读者在阅读完本书后能够学会如何宽容对待社会，如何宽容对待人际交往，如何调整自己的心态，学会适应周围环境。让我们在读书学习的过程中陶冶自己的情操，完善自己的人格，多做一些对国家、对社会、对家庭、对个人有益的事情，那才是不枉人生。

于海亭

2020 年 5 月

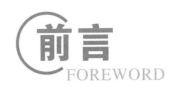

前言 FOREWORD

　　人们日常生活中处处可见一些与心理活动内容相关的问题。如果在人际交往中处理不好这些问题,就会引发一些心理问题和心理疾病,如家庭和谐心理问题、人际交往心理问题、社会心理学问题等。

　　笔者以叙述故事的方式,把自己几十年精神/心理科工作中积累的典型案例加以整理和总结。将来访者(患者)的心理故事记录在临床案例之中,用通俗的语言揭示了大千世界离奇曲折的心理奥秘,并用亲身体验和医学心理学知识来诠释精神疾病发病机制中所存在的消极心理因素,以及不良家庭环境与疾病发生、发展的效应关系,展示精神/心理科医生如何运用医学心理学方法帮助患者清除心理淤积,解除心理痛苦。

　　笔者根据不同的案例内容将本书分成五篇,分别侧重青少年心理、情爱婚恋、家庭与社会观念、灵魂冲突和心理万象,列举了许多案例。后记部分,笔者参考了社会心理学相关内容,阐明了社会包容和健康和谐的时代意义。书中涉及医学心理学、社会心理学、精神病学等内容。故事中列举的人物,既有学生、工人、农民,又有高级知识分子、高层管理人士;年龄层次涵盖了儿童、青少年到老年人;文化层次从小学到研究生皆有。笔者根据来访者(患者)的不同背景,结合现实生活中人们常遇到的心理问题,分析他们在现实生活中内在的原始动因与人格相关因素。同时指出,培养健全人格、养成良好习惯、修养自身气度是预防心理障碍和精神疾病不可或缺的安身立命之道;启发人们在社会活动中,尽量宽容待己,宽容对社会,与人和谐相处,包容别人的缺点,正确对待自己的不足,少一些计较,多一些包容,以利于身心健康。

撰写书稿时,笔者参考了大量心理学专著,将各流派的心理治疗方法,如精神分析疗法、认知领悟疗法、人本主义疗法等运用到心理解析中,说明精神/心理疾病的发病过程及心理活动的潜在能量。力求让专业人员从中能够借鉴一些临床工作经验,让大众读者能够了解现实生活中人的心理问题,有助于普及心理健康知识。另外,通过阅读本书,希望读者能够认识和明白精神疾病是常见的心理疾病,并非一朝精神疾病,终身精神疾病。疾病是人生旅途中所遇到或要走过的曲折路程。本书是想通过这些故事告诉人们,困难和痛苦并不可怕,我们可以运用科学的方法和手段去解决和排除,关键是我们对待疾病的态度要端正。精神疾病如果治疗方法得当,治疗及时,大部分是可以治愈或临床治愈的。人们应该更新观念,消除对精神疾病患者的歧视！让全社会关注罹患心理障碍和精神疾病这一特殊群体，这样就可以早期发现，早期干预，有效预防心理疾病的发生，降低精神疾病的残疾率，对社会、对个人来说都是非常有益的。

本书内容还涉及部分家长和患者自我分析的作业部分，他们为本书提供了真实的生活经历。对他们的辛勤付出，在此表示衷心感谢！另外，对于曾经关心、支持本书出版的各位同仁一并致以诚挚的谢意！书中的观点是笔者的一己之见，可能存在一些错谬和不足，敬请读者不吝赐教，以便后期修订时完善。

编者

2020 年 5 月

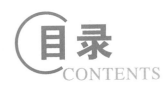

CONTENTS

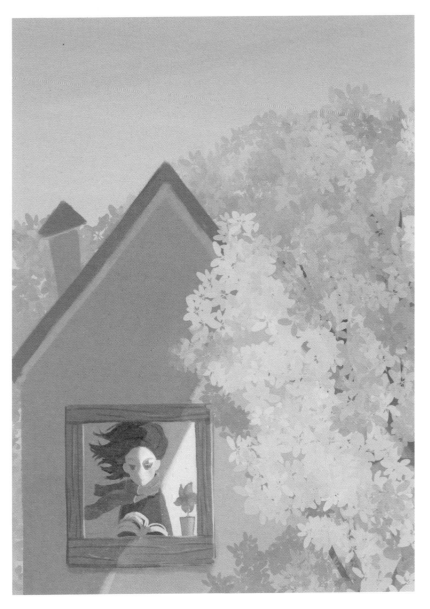

郑州师范学院　安小雨/图

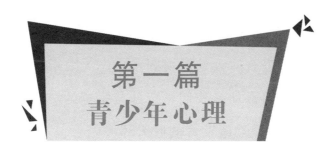

第一篇
青少年心理

在当今社会,当你在手机或报纸中浏览各种信息的时候,经常会看到一些关于青少年的新闻事件。但你是否发现,新闻里报道的诸如校园霸凌、青春期叛逆、青少年抑郁、早恋造成的心理伤害等负面事件,字里行间传递了令人焦虑或担忧,犹如提示人们多加关注或警醒的信息。

青少年心理问题现已引起全世界教育工作者、心理学家及精神卫生工作者的充分关注。国内外学者在青少年心理健康教育、心理疾病预防、发展青少年心理潜能、培养健康良好人格方面做了大量研究工作。教育部门也相继制定并推广了心理教育的目标与任务,采取有效措施在中小学校设置心理辅导专职老师,为及时发现和解决青少年心理问题提供了有力保障。同时,如何预防青少年心理疾病，就成为了一个不可忽略的重要问题。

青少年的成长受到很多因素的影响，有先天的生理遗传因素，也有后天的环境因素。先天因素我们无法改变，但后天因素却是我们可以部分掌控的。青少年的健康成长及心理健康发育的后天环境因素包括家庭、学校和同伴。但是现如今生活压力不断增加，外界信息纷繁复杂，使得家长在青少年教育的过程中遇到了新的难题，导致很多家长将教育孩子的"厚望"寄托在学校、老师的身上。而现实生活中青少年的教育问题、健康成长问题只靠学校教育是远远不够的，他们的家庭成长环境、教育环境、所处的社会背景环境、接触到的同伴等影响因素同样重要。本篇所讲述的六则心理故事从不同的方面呈现了家庭影响在青少年成长中所起的不可或缺的作用，希望这些故事可以帮助人们认识到父母在家庭中所扮演角色的重要性，以及父母在青少年成长发育尤其是心智发展、人格形成的关键时段所发挥的潜在效应。

一、被忽视的童年经历

月光下的小乡村,在一户农家院子里,正不时传出孩子的嬉闹声,他们是在玩捉迷藏,你藏我找,好不热闹。其中一个较大的男孩名字叫小庄(化名),他今年十二岁,已到了上初中的年龄。小庄带着两个堂妹捉迷藏,大妹九岁,小妹七岁,她们都很顽皮,在哥哥的带领下,玩到了夜里十点多,也不知道疲倦。因为太晚了,小庄妈妈没让两个小堂妹回家,让她们一起住在自己家里。小庄妈妈催促孩子们快点去睡觉,不要耽误第二天上学。当时农村的生活条件还不是太好,三个孩子就挤在一个较大的床上睡觉,两个女孩儿睡一头,小庄睡另一头。由于捉迷藏游戏玩得比较兴奋,孩子们躺到床上仍然兴致未尽。两个妹妹顽皮地戏弄哥哥,故意把自己的脚伸到小庄的嘴里。小庄就用手往外推,可他越是往外推,妹妹就越使劲往他嘴里伸。不知不觉,他们玩着玩着就睡着了。第二天醒来的时候,小庄才发现妹妹的脚趾头还放在自己的嘴里。

以后的时间里,因为两家距离不是太远,所以小庄和妹妹大多在一起玩耍,吃住不分彼此。在一起住的时候,妹妹会时不时顽皮地在小庄睡觉的时候往他嘴里放脚趾头,小庄也习以为常,还感觉挺舒服的,不再反对和抗拒。有时候还有意识地在嘴里吸吮一下,逗得妹妹咯咯地发笑。随着一天天长大,小庄的堂妹再来家里玩时父母已不再让三个孩子在一个床上睡觉了。小庄升入初中以后,他和堂妹各自上学,小时候玩游戏和打闹的记忆也随着时间的流逝逐渐淡化。小庄上初二的时候,身体开始快速发育,个头长高了很多。他的性格本来就偏外向,又很顽皮,喜欢没事逗女孩子玩。小庄在与女同学相处时发现,周围的女孩子有些与之前变得不一样了。十四五岁的女孩子楚楚动人,婀娜多姿,身体的曲线显露出青春少女的纯真美丽。小庄无意中的发现,一下子勾起了他童年的回忆。他想起小时候与堂妹同床各睡一头时在床上嬉闹的场景。他开始注意起女同学的脚,特别是长相比较好、身材又好的女同学。他总是控制不住地去看她们的脚,看的时候又怕被发现,担心其他同学说自己不正经,不敢多看,努力地强忍着,如果不看的话心里又想得慌。就这样,小庄的内心不停地斗争着,挣扎着:不看—看—不看—

看……他强迫自己不看,但还是控制不住要看,看的时候心里发慌,不看的时候心里难受。日子一天一天过去,他的性格发生了一些变化,本来开朗的他变得孤僻了。慢慢地,小庄表现得少言寡语,也不敢抬头看同学,很少与人说话,尤其是见了女同学羞羞答答,面红耳赤。他开始变得非常自卑,并且出现了失眠的现象,学习成绩也开始下降。内心备受煎熬的小庄,只能耗着时间,焦躁和痛苦伴随他度过了两个学期。偶然间,他会感到同学在议论自己,说自己的坏话,后来他就变得非常在意同学对自己的评价。

突然有一天,小庄仿佛听到同学在指责自己的声音,说自己是下流的人,是个流氓。他更加紧张了,也不敢再去学校,更不敢出家门了。家人发现了小庄的异常,因为小庄现在每天都会发呆,两只眼睛也没有了以往的神采。父母开始还以为孩子是被惊吓了,或是遇到什么邪乎事儿了,就请人帮助驱邪算命。算命先生故弄玄虚地推算了一番,说是附近的河里有一个跳河淹死的姑娘,因为生前谈恋爱失败自己想不开,就去寻死跳河了。姑娘在死前一直眷恋男朋友,她的魂魄不散,恰巧遇到小庄上学,就附体到小庄身上了。算命先生说得神神乎乎的,家人听了紧张地连汗毛都要竖起来了。算命先生还说,要想治好小庄的病,必须烧香拜佛,请附体的女子离开,或者用桃木做的剑放在小庄的床头,然后让人为小庄做法,并在初一、十五两天,在小庄身边放些鞭炮,以驱鬼镇魔。小庄的父母很担心孩子是真的中邪了,只有听从算命先生的话,为孩子驱鬼避邪以求祛病。来回折腾了两个多月,花了不少钱,不仅病不见好转,反而越来越重。小庄开始每天惊恐不安,说话颠三倒四,两眼发直。父母眼见迷信是不灵了,但又不愿意承认孩子是精神方面的疾病。他们想着假若全村人都知道小庄得了精神病,孩子的前途就完了。而且十五六岁的男孩子,如果传出去有精神病,谁家的姑娘还愿意嫁到家里来? 这让全家人心急如焚。

这时候小庄的姨夫从外地回来探亲,得知小庄患病后前来探望。在他问明了事由之后,就对小庄的父母说:"现在都什么年代了,还相信迷信,思想还这么守旧。你们应该从电视、报纸的科普宣传中了解,心理健康问题非常重要,精神病也是一种很常见的心理疾病,而且这种疾病治疗得越早越好。现在全国各地都设立了精神病专科医院,专科医院还专门开设了心理疾病科、青少年精神科等科室。你们现在讳疾忌医会耽误孩子病情的。我知道离咱们这最近的一家专科医院,你们去找专业的医生看一下,抓紧时间治疗会好起来的。"听了小庄姨夫的话,家人打消了顾虑,就来到了某市的精神卫生中心为孩子治病。经过相关的检查和心理测评,医生初步诊断小庄患有精神分裂症,给予抗精神病药物治疗。很快,小庄的幻听症状和语言混乱症状都消失了,家人非常高兴。一个多月以后小庄出院了。

小庄的精神病理症状虽然消失了,但医生嘱咐他还要继续服药,可小庄出院以后,再去学校上学还是感到困难,怕见老师和同学,怕别人议论自己。在家人的不断劝说和亲戚邻居的安慰下,他勉强又去上学了。在学校里小庄还是紧张不安,因为他仍然想去看女孩的脚,看了以后就心慌,不看心里又难受。尽管如此,小庄在学校老师的耐心帮助和鼓励下最终学到了初中毕业。

随后,小庄考上了本地的一所高中,可因为他心里的这个结始终没有打开,开学前还是非常胆怯,担心如果到了一个新的环境,会不会不适应?会不会还和以前一样?最终,小庄在家人的劝说鼓励下,大着胆子去了学校,心想毕竟大部分都是新同学,人家也不知道自己有病,也想着如果自己适应一段时间,可能会好的。他努力地去调整自己,希望尽可能给同学一个好印象。起初,小庄的努力奏效了,同学对他的印象还是比较好的。可一个学期以后他感到太累了,实在是受不了。他又开始不停地去观察女孩子的脚,然后就像做贼似的心慌脸红,觉得在同学面前抬不起头来。慢慢地,他开始躲避同学,与同学的交流越来越少了,不愿意去上学了。甚至他走到街上也会感到别人都在看自己,所以,也不敢看别人,怕与别人对视,特别是女性。父母为此愁眉不展,这到底患的是什么病呢?好端端的一个孩子咋能得了这样的怪病呢?小庄父母决定还是去精神病专科医院再看看吧,以前毕竟好过一段时间。再去咨询一下医生,看病情是否有什么变化。小庄的父母都觉得上学是次要的,孩子健康才是主要的。于是他们又走进了精神卫生中心心理科。

医生再次对小庄的精神状况进行了详细的检查,并对第一次发病的情形认真分析,对小庄发病前性格特点和家庭环境做了深入的调查了解。咨询过程中医生让小庄回顾了儿童时期的发展和发育情况,尤其是与堂妹生活学习和玩耍的过程。最后医生结合了对小庄的心理评估量表计分的分析,重新对他做出了医学诊断和心理学分析,明确诊断为社交障碍,需药物治疗配合心理治疗。经过半年多的规范治疗,小庄理解了自己病情的起因,认识到童年的经历对他发病的影响及青春期生理、心理发育的变化是每个青少年都要经历的过渡阶段。在家人和小庄本人的积极配合下,症状逐渐消失,他又重新回到了学校。

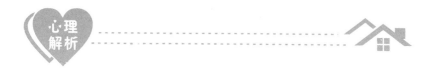

心理解析

通过以上故事叙述可以看出,小庄存在严重的社交心理障碍。小庄童年时期和堂妹在一起戏耍,对女孩脚产生了深刻的印象。虽然随着年龄增长已被淡忘,但他到了青春发育期开始关注女孩子发育变化的体形时,自己童年的记忆又再次被激发或唤醒了。从触觉的感受转移到了视觉的感受,他开始喜欢看女孩的脚。这时候他的本我意识——快乐原则和自我意识——现实原则驱使他不断地用视觉来满足自己的欲望。与此同时,超我意识——道德原则开始活跃,让他控制自己的行为,注意道德规范,自己内心世界开始了斗争。于是,他试图压抑自己内心的冲动,控制自我的不良习惯,在紧张焦虑的状态下甚至出现了与其内心冲突相关的幻觉,以至于发生了社会回避行为。

好的社会交往可以减少孤独、寂寞、恐惧、痛苦,可以宣泄愤怒及压抑。因此,社会交往对于心理健康具有重要意义。有些人在社会交往中不敢交往、不愿交往、不能交往,这就属于社交心理障碍。

小庄的社交障碍属于恐惧心理,主要表现为与人交往时,会不由自主地感到紧张、害怕,以致手足无措、语无伦次,严重的甚至害怕见人,又称为社交恐惧症、人际恐惧症。其中有些人主要表现为对异性的恐惧,称为异性恐惧症。

青少年时期的心理发育和成长与家庭环境、周围的人及事物之间的联系是一个完整的动态和发展的过程。每个人的基因传递尽管承载着他本源的生物体始能,但环境因素中的诸多外力作用对个体的影响就像一种催化剂,影响个体的心理发展甚至人格形成。就像鸡蛋在一定温度下会孵出小鸡一样,所不同的是,人们的人格发育、心理变化更为复杂。这些外在的环境因素自始至终都在影响和干扰着我们的心理发育和成长历程。人脑是心理活动产生的物质基础,而外在的环境刺激则是心理活动产生的源泉。人出生以后在心智发育过程中遇到的挫折和麻烦,是心理问题或精神病众多发病因素中的重要因素。

故事中提到的小庄开始是一个开朗顽皮的少年,伴随着他的生理发育和成长，小庄受到了多种外来因素的影响，内在的不成熟的需求及青春发育期所特有的对于异性的好奇和欲望，与其内化了的社会中的道德准则产生了严重的心理冲突，即本我与超我的冲突。这时候的小庄企图自我化解这种冲突，从而产生的自我否定、自我批判及过分自我压抑的防御机制导致了他的精神错乱，甚至使他出现了心因性的幻听。因为没有及时发现他真正的心理症结，未能建立相应的社会和家庭的心理支持系统，以至于后来发展到回避社会、行为退缩的社会交往困难。从小庄的表现我们不难看出，青春发育期的青少年开始对异性产生好奇，男女之间的相互吸引和倾慕情结的内驱动力处于懵懵懂懂之中。既好奇又羞涩的新奇感让他们心神错乱，不知所措。

本案例中的小庄具有很大的内心冲突和压抑，让他在随后面对女性时条件反射地产生回避行为，但内心的需求又驱使他行为的冲动。反复的条件作用和内心的防御、抵制使他的内心世界充满矛盾和纠结，紧张、焦虑随之就发生了，被压抑的心理内驱力（负能量动因）产生了对周围人的敏感和多疑，并且发生了幻觉，幻听有人议论他不正经。显然，这些幻觉来源于他内心的自责和自我否定，来源于心理不成熟的阴性强化[1]。自我否定使确定的理想自我与现实自我之间的距离差距过大,主观上又缺乏自我控制能力,对实现理想自我常抱消极态度,常充满幻想。一旦遇到挫折与失败,便常常自我贬低。当挫折和失败积累到一定程度,便会形成自卑的人格。同类问题在当今社会中并非少见,只是轻重不一,还有一些人不愿正视,羞于谈及而已。

二、花季少年的噩梦

1999 的夏天,周末,火辣辣的太阳把大地烤得炽热,像蒸笼一样,远远望去可以看到滚滚热浪在徐徐升腾。大街上,人们打着遮阳伞匆匆而过,不愿意多做停留。路边卖冷饮的商贩门前生意红火,簇拥着很多人。树荫和遮阳棚下坐满了休闲乘凉的人,他们或聊天或扇扇子。高档的茶社、咖啡馆门前悬挂着"空调开放"的牌子,招揽着南来北往的客人。一个名叫冬冬(化名)的男孩此时就走在这条街道上。冬冬是一名初中一年级的学生,这天他从一个相距二百多千米的城市独自一人来到繁华的省城,这是他第一次远离家乡。他迷茫地走着，没有目的地，只是想散散心。年仅十四岁的冬冬，身高大概有一米七，虽有些消瘦，但身体发育良好，带着些稚气同时散发着这个年龄段独有的青春气息。因为父母吵架令冬冬心烦不安，所以他就一时起意买了张火车票，想外出发泄一下心中的烦闷。冬冬从未独自出过远门，因此他下了火车以后，听到和看到的一切都让他感到陌生和新鲜。

冬冬在火车站附近四处游逛，不知不觉天黑了下来。这时他突然想起该回家了，于是就回到了火车站的售票处准备买票回家。但当冬冬走到火车站售票窗口排队等候买车票时，却已经没有当下最适合回家的火车票了，大多车票都是凌晨的。没办法，冬冬只好买了一张后半夜的返程车票，在候车大厅焦急地等候着。由于过于疲劳，他不知不觉睡着了。可当他醒来的时候，下意识伸手摸了下自己的上衣口袋，却发现钱和车票都不见了！惊慌之中冬冬抬头，看到围在他身边的几个看上去比他大些的青年在对着他指指点点，嬉笑着。其中一个年龄在二十岁左右的青年说话了："哥们，你真能睡啊，快起来跟我们走吧，带你去一个好玩的地方玩玩。"冬冬本能地感觉到了危险，这时候才意识到自己现在孤立无援，想喊又不敢喊，想跑又跑不掉,年少的他只能在恐惧中听天由命。于是,冬冬就在这几个男孩的胁迫下跟着他们走到一个黑暗的地下停车场。

几个青年把冬冬堵在停车场一个比较隐蔽的角落里,冬冬被吓得不知所措,这时候那个第一个和他说话的人走了过来,看上去应该是这帮人的头目。他对周围其他人说道:"看着小家伙长得挺鲜嫩的,弟兄们,我们和他玩玩吧。"于是,青年就命令冬冬把自己的衣服脱光,冬冬不从,结果几个青年上来就对他拳打脚踢,硬是把他的衣服给扯了下来。他们一群人大笑着抚摩冬冬的身体,其中有两个人竟然故意摆弄冬冬的生殖器官,冬冬很羞愤,感到无地自容,哭泣求饶。正当几个青年戏耍起劲的时候,猛地一道亮光直射过来,随即一辆警车停了下来,他们见势不妙,四处逃窜,冬冬得救了。来救他的是铁路公安局民警,民警安抚着冬冬,并问清了他的家庭住址,及时联系到了他的父母。

原来,就在冬冬跟几个青年进入地下停车场的时候,被一名环卫工人发现。这名环卫工人当时正在清理旅客留下的废品,刚转了一圈回来之后,还没来得及把垃圾清理完毕,就发现有六七个人影消失在地下停车场的入口处。他看这些人年龄不大,像是经常在这附近网吧闲逛厮混的那几个青年,同时他们身边还有一个很陌生的面孔。

火车站里的人员复杂，经常有一些无所事事的不良青年干些偷盗、勒索钱财的事情，于是，这几个人的行为引起了他的怀疑。他立即拨打报警电话，将这可疑的情况报告给了民警，这才使得冬冬及时得到了解救。

在冬冬还未回家之前，家里人焦急地等待着。爷爷、奶奶、外公、外婆、姑姑、小姨……家里的亲戚能来的都来了，聚集在冬冬的家里。亲戚们的责怪声、训斥声让冬冬的父母无地自容，可焦急有什么用呢？十多个小时过去了，仍然不见孩子的踪影，冬冬去哪了？为什么外出？谁也说不清楚。有人提出报警，冬冬父母说不行，时间还短，再说，现在就报警会不会对孩子造成不好的影响？还是等一等吧。焦躁、痛苦、难熬……时间一分一秒地流逝，无情地折磨着在场的每一个人，亲情紧系着每个人的心弦。

突然，一阵急促的电话铃声惊醒了所有人，冬冬父亲一下子没反应过来，不知所措。他愣了几秒，猛地抓起话筒，话筒里传来了儿子的哭泣声。本来就性情急躁的爸爸，更是沉不住气了，急促地问道："你在哪？你哭啥，有话快说！"只听到话筒里的哽咽声："爸……我……"呜呜哭泣声不停。随即又听到一个陌生的声音："喂，你好！你是冬冬的爸爸吧？我们是某市铁路公安局的民警。你的儿子在我们这里,他现在已经安全了,请你马上过来把他接回去吧。"冬冬爸爸听到这里,脑子嗡的一下,差一点晕倒。儿子在某市出了什么事?为什么是民警打电话给他?儿子是犯了什么事吗?还是受到了什么严重的伤害?他忐忑不安的心,一下子跳到了嗓子眼儿,真不知如何是好。冬冬爸爸冷静了片刻,想着最要紧的是赶快把儿子先接回来。他匆忙买了张火车票,下午五点钟左右赶到了某市铁路公安局,见到了儿子。可当他第一眼看到儿子时,他简直不敢相信,原本聪明、自信的儿子仅一天多的时间就变得呆若木鸡,两眼发直。他心痛地搂着儿子,父子俩失声痛哭。

冬冬所在的家庭是一家四口人,父母年龄均在四十岁左右,家中还有一个妹妹正在读初中一年级。由于是个男孩,冬冬在家里备受爷爷、奶奶疼爱,从小就养成了骄横跋扈的性子。冬冬的父亲脾气暴躁,刚愎自用,大男子主义,但对冬冬总是袒护有加,在物质生活上满足冬冬的一切需求,要啥就买啥,冬冬在家里也是说一不二。冬冬的母亲属于温顺型,对冬冬提出的要求也从不拒绝。冬冬是家里人的心头肉,现代家庭的"小皇帝"。

在冬冬的成长过程中,父母偶尔因为一些小事发生争执时,他就会横加干预,不允许父母有任何的言语争论。在这次外出前的一天晚上,父母因为妹妹的择校问题意见不一致发生了争吵。最近他们家准备搬迁,父亲是想着让妹妹上学离家近一点,女孩子上学近晚上回家会安全一些,也省得每天接送。而母亲则坚持不让转学,怕转学后孩子对环境不适应,影响学习成绩。夫妻二人因此僵持不下吵了起来。冬冬本来就在家人的纵容和呵护下养成了一些怪脾气,又不会用正确方式劝解父母,一气之下,也不和家人打招呼,就出门走了,坐上了去省城的火车。同时,他也想借此机会看看外面的世界、散散心。结果在火车站却遇上了那些不良青年,把一个心智还未成熟的童真少年着实吓得不轻。

把儿子接回家以后,家人发现冬冬夜梦时经常惊醒,因受惊而变得扭曲的面孔让人很是担心。冬冬白天无精打采,食欲不振,与从前相比判若两人。自那天回来以后他也不愿意走出家门,正常的生活都发生了变化,人也一天天地消瘦下来。冬冬的父母后悔不已,心里自责不该当着孩子面大吵大闹。但事已至此,冬冬的父母看到儿子变成这个样子,既心痛又难过。心里在想,冬冬是否因为惊吓过度,精神方面出了问题。正巧有一个亲戚的邻居与看

"外证"（迷信的一种巫术）的先生是老相识,他热情地将先生引荐给了冬冬的父母,他们就把孩子的现状给这位先生说了。随后,这位先生也非常热心,在其家里看了冬冬的面色,说这是中邪了,吓破了胆,并说他可以用一种方法避邪,再配合着用一些安神药就会好起来。尽管冬冬的父母也是受过一定的教育,有一定的文化知识,但是,病急乱投医,怎经得住这位先生的忽悠。最终还是按照先生的吩咐,买了 50 克朱砂,缝了一个布包,挂在儿子的胸前,给儿子避邪,又找人雕刻了一柄桃木剑挂在家门口以驱邪。冬冬父母心里想着儿子的病情应该很快就能好了。可到了驱邪第三天的时候,冬冬的病情仍然不见好转,夫妻俩都着急了,对驱邪的方法产生了怀疑,想着不能再耽误下去了,还是到医院去看病吧。于是,父母就带着冬冬来到了当地最大的一家医院,给冬冬做了几项相关的检查,但结果显示都正常,一点病理发现也没有。医生就建议冬冬的父母去找中医看一看。夫妻俩又带着冬冬到某中医院的一名老中医那里就医诊脉,医生说孩子是因惊吓伤到了心神,心血不足,神失所养,故神情呆滞、夜惊难寐,给予中药天王补心汤加龙骨、牡蛎各 15 克水煎服。连续服用 5 天后,虽然冬冬夜里噩梦少了,睡眠也稍有改善,但他有时说话不太正常,时常易怒发脾气。老中医见状建议冬冬的父母带冬冬到精神病专科医院去诊治。但冬冬的父母此时却感到很为难。如果带着孩子到精神病医院看病,让人知道了,自己没有面子不说,孩子的前程可就完了,恐怕连媳妇也难找到。夫妻俩商量了半天也没有拿定主意。又过了几天,儿子的病情不但不见好转,反而急躁发怒,情绪很不稳定,整夜不眠,甚至大声喊叫,乱发脾气,已经影响到了周围的邻居,对自己的家庭也造成了不良影响。万般无奈之下,父母只有横下心来,领着冬冬走进了精神病医院的大门。

山重水复疑无路,柳暗花明又一村。精神科医生接诊后,详细询问了冬冬的病情,将冬冬初步诊断为青少年躁狂发作。治疗方法为情感稳定剂治疗配合心理治疗。不到半个月的时间,冬冬的病情就得到了有效控制,几个月后冬冬恢复了健康,重新回到了学校。

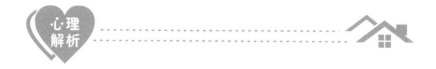

冬冬的这个年龄段属于人成长发育、发展的青少年早期,这一时期是十岁到十四岁。青少年早期的个体发展是

一个逐渐成长过程,而并非成熟过程,神经发育因子和神经生长因子都处于稚嫩成长阶段。他们的体格发育大多优先于心智的发育,神经内分泌生理基础初步形成并开始发育。脑结构的剧烈变化涉及情绪、判断、行为组织和自我控制等方面。研究发现,青少年早期的个体倾向于使用杏仁核,这是一个位于颞叶深处的形似杏仁的小组织,在情绪反应和本能反应中参与较多,而年龄大一些的青少年则像成人一样,在面对环境时使用额叶,额叶可以进行更准确和更理智的判断。在本案例中,冬冬在遇到挫折事件时多是大脑的杏仁核在起作用,无法进行理智的判断,这种大脑发育的不成熟性可能使得情感压倒理智。虽然青少年早期个体不仅生理方面得到了全面发育,认知能力、社会能力、自主性、自尊、亲密关系也得到了发展,但这一时期也存在风险,即在一些突如其来的变化面前,个体可能无法应对,从而使其身心健康受到威胁[2]。如遇到挫折后往往会发生变异,但这种变异会因人而异,或许取决于先天的基因遗传和神经素质,或与家庭环境和后天的个性发展密切相关。

大量社会实践和临床观察发现,心理发展、社会环境因素在精神病发病过程中起着至关重要的作用。因此,创造良好的社会环境,修养优良的品质个性,对预防精神病的发生不容忽视。

本例个案并无显性家族精神病病史,但本土文化中传宗接代的观点,造成了父母偏爱男孩,使孩子过于娇宠。冬冬饭来张口,衣来伸手,从小就没有培养出面对困难的能力,尽管身材长成了大人模样,但心理发育相对滞后,神经发育因子和生长因子比较脆弱,心智尚在发育阶段,突然遇到强烈的生活事件,根本无法应对。很多青少年在不良的环境和恶性的生活事件中会突发精神错乱,即应激事件导致的生理病理反应。可表现为躁狂发作或是抑郁发作,这种精神异常的发作,大多会导致青少年脑电生理活动持久性改变。这些改变可能会造成某些神经递质系统及中枢神经元内信使系统的功能状态发生紊乱,严重者还可能出现神经元的丧失或神经元突触体减少等高级中枢神经组织的改变,继而导致内分泌系统和免疫系统平衡功能失调[3]。

从心理学方面分析,任何一种强烈的应激事件都会对人们造成强烈的心理反应,青少年所处的个体发展时期的不平衡性特质使其更容易受到心理上的伤害。从精神分析理论来讲,人的潜意识中隐藏着巨大的能量,这种能量的变异会导致人的精神世界发生突变。这种突变可能会走向两个极端：一种是对生活经历消极的扭曲体验、消极的自我评价、悲观无助等抑郁症状；一种是被压抑心态的过度释放，逆转为反抗，表现为狂妄自大、不可一世、性情爆裂、热情奔放、精力旺盛等躁狂症状，上述案例就是此种情形。一直被娇生惯养，从未受过委屈的冬冬，遇到如此屈辱和惊吓，内心的冲突可想而知。他所表达的心理反应及狂躁激惹症状，正是其内心冲突变异后想要表达的一种强大和反抗的心理过程，因此，精神障碍就随之发生了。以上所述该少年的家庭环境、社会应激因素及青少年时期的生理病理、心理特点就可以解释人们对精神病发病原因和发病机制的种种疑惑——我们家族中从来没有过精神病病史，为何孩子会患精神病呢？

三、痛苦来自于追求完美的妒忌

小帅（化名），男性，今年二十二岁，某重点大学在校学生。当他走进医院的大门时，内心的痛苦其实已经让他煎熬了十几年。小帅身材瘦小，一脸的愁云，见到医生后滔滔不绝地诉说着:"我的脑子里总是出现一些不愿出现的形象,或者听到一些不愿听到的声音,怎么也克制不住,已严重影响了我大学期间的正常生活和学习,搞得我整天心烦意乱,想死的心都有,我该怎么办?"

下面就来分析一下小帅的成长背景和就诊过程。

小帅出生在一个农村家庭,家中有兄妹三人,他是老大,下面有一个弟弟和一个妹妹。小帅从小学习很刻苦,从不让父母操心,学习成绩在学校名列前茅。五口之家过得虽不算十分富裕,可父母忠厚勤劳,在村里做点小生意,也可算得上中上等生活水平。小帅从小就很懂事,他看到父母日夜为这个家操劳,觉得自己是老大,应该给弟弟、妹妹带个好头,减少父母的负担,所以,他对自己各个方面要求都非常严格,与同学相比总是想超过别人。

与小帅同村有一个女孩,个子不高,长相很一般,是他的同学。一次偶然的机会,两人同路上学,被同班的几个调皮的男同学碰到了,就和他开玩笑,说两人是不是在谈恋爱。少年时的小帅正处于对两性关系好奇又朦胧的时期,可当时两个人只是偶然间碰到,一起去学校,并非现实的约定或有什么真正的谈恋爱的意思。但是,他还是因为别人的一句玩笑话而感到特别不舒服。虽然事情过去好长时间,可他脑子里却总是反复出现那个女孩的面容。每一次出现都使他特别反感,却又难以排除。因此,影响了他上课的注意力,学习成绩逐步下滑。就这样小帅不知不觉地度过了初中。

进入高中以后,他开始了新的学习生活,可随着与同学交往的深入,新的问题又出现了。小帅当下所处的年龄段,其心理、生理的发展较初中时更为迅速,自我意识更加强盛,独立性增强,创新精神也不断展现。本来就争强好胜的他,更想在这个阶段充分地展现自己的优势。可他哪里知道,比他强的同学不乏其人。班里有一个男同学正是小帅的竞争对手,他叫李纲(化名),住在县城,知识丰富,性格开朗活泼,说话幽默,为人大度潇洒,而且长得英俊帅气,高高的个子,在班级里很有人缘。小帅与李纲相比逊色不少。于是,小帅的嫉妒之心萌发,总是感觉李纲是自己的克星。他心里暗暗在想:"李纲怎么能比自己强啊?"一想起李纲比自己强的事实就心烦意乱。李纲的形象、声音、举止占据了小帅整个大脑空间,他根本无法静下心来学习。小帅越是不愿想起李纲这个人,李纲的音容相貌却越是往脑子里钻,他实在无法忍受,于是就把这些问题告诉了父母。父母有些文化,经常从报纸和电台获得有关心理问题方面的科普知识信息,认为有必要带孩子去咨询医生。

父母带着小帅来到了某市一家医院,在专门接诊心理问题的科室挂了号。医生请家人介绍了小帅的基本情况,然后单独与小帅进行了交流。小帅是一个诚实的孩子,在与医生交流的过程中他毫无保留地把心里的痛苦向医生进行了倾诉,请医生帮他分析。

小帅:"我家里的条件还是可以的,到城里上学就是为了考个好成绩。但是,当我进了高中读书的时候,发现其他同学的家庭情况比我还要好,而且成绩都是非常优秀的,我感到自己的心理落差非常大。"

医生:"每一个人都有自己的家庭情况,家庭情况不是自己所能决定的。需要改变的是自己的认识和对待问题的态度。有不少的学生家庭困难,但他有良好的心态,不去和别人的家庭优势攀比,而是以一颗平常的心态,与同学建立良好的关系。"

小帅:"我也知道是自己的心态不好,知道自己嫉妒别人。怎样能克服嫉妒心理呢? 以前在原来的学校里,我的学习成绩总是名列前茅,而现在却总是在别人的后面,心里很不是滋味。"

医生："这主要是争强好胜的心理在作怪,不否认你是一个刻苦学习的好学生,但别的同学同样是刻苦学习,可能在学习方面比你下的劲更大,为什么只许你去超过别人,而不允许别人来超过你呢? 所以,自己要学会为别人所取得的成绩称道叫好,这样你的嫉妒心理就会变成一种动力。"

在医生与小帅探讨他的整个成长过程中,医生设计了三个心理分析步骤,并告诉他,做完一个步骤,再告诉他下一个步骤。需要半年的时间来完成整个心理咨询和治疗过程。这三个步骤如下。

首先,让小帅写出自己的成长经历,针对自己的成长历史,逐步分析自己的人格特征,找出自己的优点、缺点。

其次,让小帅分析自己的缺点与自己所苦恼的问题之间的内在联系,逐步提高认识,弄清问题发生的症结所在。

最后,针对症状写出心得体会,对自己反复出现的症状的次数、频度、强度、持续的时间、内心体验都要做具体分析,并反复强化分析过程。

经过以上步骤的分析,小帅认识到原来这个问题从小时候就已经形成了,只不过是自己没有把它及时解决。

小帅："我小时候过于严格要求自己,总是想着为父母减轻负担,而对自己过于苛刻,苛求自己必须超过别人,做什么事都要做得最好。就像同村那个女孩子,本来都是同学,一起走路说话也没啥关系,但由于自己追求完美,那个女孩子长相一般,不是我心目中的偶像,后来又被同学开玩笑。一开始自己也没有当成事,由于自己的性格特点,爱往深处去想,就像是吃了苍蝇一样难受,是自己想多了。一想起这个事,我就心烦意乱,越不想去理她,她的影子越在脑子里晃动。后来到了高中以后,我开始嫉妒比自己强的同学,认为别人不能比我强,不会赞赏别人、欣赏别人的长处。一旦比不过别人,我就自暴自弃、一蹶不振、胡思乱想。说到底,还是我本人自尊心太强,总怕自己失去了优势,丢了面子。"

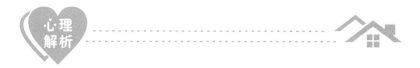

心理解析

小帅的问题从初中时期就开始显现了,他是个追求完美的孩子,这种完美体现在他的审美观之中。爱美之心,人皆有之,可是青少年的审美观与成年人是有很大区别的,青少年的审美观是趋于片面的、情绪化的。即使心智发育成熟的成年人,审美观也迥然不同,这种审美差异是源于人们不同境界、观念、态度之间的差异。审美观的差异对于一般常人来讲是最普通和平常的事情,但对于争强好胜,对那些拥有对人对己过于苛刻的不良个性的个体来讲,可能会很难接受。因为这样的个体太追求完美,表述为高自尊个体。高自尊个体具有较强动力的和激情的内在潜能,但高自尊的小帅当时毕竟是孩子,心智尚未成熟,一旦自尊心受到挫折,抗压能力弱的话就会出现问题。同学们的一句玩笑竟然让他那样认真,骄傲和高自尊在他身上一览无余。就他本人而言,在刚满十二岁的时候,正处于心智发育的关键时机,人格逐渐发展,可由于家庭环境、父母的过于宠爱,他在心智发育和人格成长的关键时期出现了偏差。

在儿童期到青少年期的社会化发展过程中,个体的行为模式、价值标准、态度和动机被塑造成符合特定社会认同的要求[1]。因此该阶段的发展对个体人格的形成是很重要的。埃里克森的人格发展理论认为,我们从婴儿期到老年期的发展过程中会遇到很多岔路口,面临两个不同的前进方向,这些岔路口就是人格的转折点,埃里克森称这些转折点为"危机"。怎样解决每个危机,决定着我们人格发展的方向,并影响我们怎样解决后面的危机。解决危机

的方式有两种:适应性的和不适应性的。根据埃里克森的
理论所划分的人格发展阶段,小帅最初产生痛苦的感觉始
于青少年期,该时期是人一生中最困难的时期,因为这个
时期儿童要突然应对生活中的重要问题了,该阶段面对的
危机是能否形成"同一性",即圆满地回答"我是谁"这个问
题[4]。小帅因为其所属的家庭环境,以及家人对他的溺
爱,没有形成正确的自我认知,形成了高自尊,即"长相一
般的女生怎么配得上我""别人怎么能比我的成绩更好"
等,产生了角色混乱,因此无法很好地接受自己和他人。

　　小帅的嫉妒心理也是比较复杂的,当他到城里上学
时,比他优秀的同学容易成为他嫉妒的对象。面对那位同
学天生的身材、容貌、能力,小帅产生了焦虑、自卑、消沉、
怨恨等不愉快的心理情绪。嫉妒是与别人比较,发现自己
在才能、名誉、地位或境遇等方面不如别人而产生的一种
由羞愧、愤怒、怨恨等组成的复杂的情绪状态。小帅的嫉
妒心理并不仅仅来源于发现自己不如别人,这只是产生嫉
妒心理的诱因。他自己不如别人而使自身优越感、竞争力
等减弱或丧失才是他嫉妒的根本。

　　在小帅的这个年龄段,针对青少年的某些心理或行为
问题,家庭、亲友如果能够及时发现,或是学校老师能够给

予青少年有效的干预,随时对其进行指导调节,孩子的问题就不至于发展到成年而得不到解决。小帅的心理痛苦持续了十年之久,这说明大家对青少年心理问题还缺乏深入了解,因此,很值得家庭和学校教育工作者深切关注。

四、青春期少女的心理危机

　　一个女孩在家人的陪同下走进了某市精神卫生中心,挂了号,在候诊区等待着。女孩乌黑的眼眸里,隐藏着无限的忧思和悲伤。她看上去十六七岁的样子,肌肤白皙,青春靓丽。在一般人眼中她很正常,并没有普通人印象中精神病患者应有的样子。可有经验的专科医生一眼就能发现,在她的身上看不到本该属于她这个年龄段的女孩所应有的青春光彩。与此相反,她却表现出局促不安、焦虑紧张的神态及内心的忧伤和黯然。果然,等到医生耐心细致地与女孩交谈后,她慢慢敞开了心扉,而她的问题也就呈现在了我们的面前。

　　在出现问题的三年多来,女孩承受着山一样的压力和精神折磨,并在父母的监督下四处求医,还曾经被诊断为

"精神分裂症"①。在患病期间女孩有过吞服过量药物、割腕自杀的行为,万幸的是她都在父母的严格看管、呵护下挽回了生命。她的父母却为此伤透了心,整日操劳,苍老了许多。每当看到女儿呆滞、痛苦的面容,父母都止不住地心痛。在这次就诊后,父母最终接受了医生的诊断和分析,同意医生的建议,第一次将女儿送进医院,住院进行规范化治疗。

在病房,女孩得到了医生和护士亲切的关怀和无微不至的照顾,医护人员经常陪她聊天,和她进行心理交流,并组织其他病友与她一起做活动。就这样,女孩逐渐消除了心理隔阂及对抗情绪。这位不幸的女孩也在医生循循诱导下开始讲述了她多年来的心理沉积,从而慢慢地暴露她发病的原因和症结。

女孩的童年是美好的,她读书也很努力,上小学五年级时,课堂上一次无意的与同班男生的目光相遇,使她萌发了男女之间的那种不好意思和羞涩的感觉。青春期少

---

①注释:精神分裂症是一组多因素所致的重性精神病,多发病于青壮年,主要症状涉及感知觉、思维、情感和行为等多方面的不协调,思维内容障碍最为明显。

女对异性的好奇心总是懵懵懂懂的,可由于家庭中较为传统的教育方式,她无法了解如何正常地与异性接触和交往,更无从谈起对性知识的了解。因此,女孩对自己的羞涩和不好意思非常在意,产生了心理的症结,以后就再不敢看男同学。渐渐地,一旦看了男同学她就感到不自然或害羞,脑子里出现一些怪异的想法,以为自己的思想肮脏,见不得人,感到自卑、自弃和心烦不安。就这样,女孩因为自身性格比较内向,又缺乏生理知识和必要的心理支持,这种自卑、自弃的感觉越来越重,久而久之就形成了严重的心理障碍。在住院治疗中,医院专家会诊排除了精神分裂症的诊断,确诊为焦虑性抑郁症①,经心理疏导、认知领悟治疗和药物治疗,女孩症状逐渐消失。

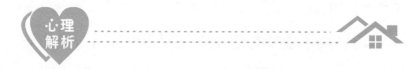

心理解析

从女孩曾经自杀过的行为不难看出她的心理危机和受到的精神折磨使她痛不欲生。而她的求医行为同时也

---

①注释:焦虑性抑郁症是一组严重的心理障碍,持续时间长了,可发展为精神病。主要表现为情绪障碍,如心情低落、过度担心、自卑、无助和过于敏感等,严重时可伴有精神病性症状。

说明精神病患者的思想压力和渴求社会援助的迫切心理需求。从古至今人人都想美满幸福，没人想患病，但病魔却不会因为人的美好愿望而停止脚步。所以善于掌握命运的人们只有学会和应用科学知识才能更好地适应社会，更有利地防治疾病。女孩在青春期的时候难免会对异性产生好奇，可是由于缺乏科学的知识，认为这种好奇是可耻的、是不被社会所包容的，那么长久下去就会产生心理问题。当然，随着社会的发展，人们开放的观念已成主流，这种问题已不多见。

该女孩在就医过程中也存在误诊，这给她及其家人带来一定的思想压力。这里需要提醒的是，精神病的诊断一定要遵循国家通用的诊断标准，而不能在没有全面了解患者病史的情况下轻易地诊断为精神分裂症，尤其是在《中华人民共和国精神卫生法》生效之后。非精神科医生是无权诊断精神病的，精神科执业医师在诊断治疗时，需要探明其发病原因，找出疾病发展变化的规律，制订可行的治疗方案，使其达到康复的目的。

人们生活在庞大的社会体系中，社会的发展变迁、家庭结构的变化、现代文明及高速信息化的时代，都会与传统思潮发生猛烈撞击。因此，在新的时代背景下，我们所生活的社会环境更加多元化,个体的心理正面临着复杂多变的挑战,出现心理疾病的可能性也就升高了。心理疾病、精神病与其他身体疾病一样,同属于社会环境和自然环境的产物,没有高低贵贱之分。对于这类疾病,我们不能因为偏见和回避来否认客观事物的存在,以至于丧失正确治疗的机会。

人的生物属性和社会属性决定了人们的各种需求,儿童随着年龄的增长,身体和心智都在急速发生着变化。古人云:食色性也。这也对应了弗洛伊德精神动力学[5]和马斯洛需要层次论的精华。在某些地区或家庭,受中国传统文化的影响,家庭教育和社会伦理观念在对性教育方面比较禁锢,有的家庭对孩子性发育不够关心,或者是对其行为要求较为严苛,使得青春发育期的青少年过于性压抑,即使有了身体方面的生理需求也会不知所措,心理方面承受了很大的负担。有了欲望无法化解,羞于对父母讲出来,抑或从内心认为欲望是一种羞耻、肮脏、罪过。这些孩子觉得对异性的好感,甚至多看一眼,就会产生罪恶感、耻辱感。

研究证明,对性的过分严苛压抑会造成不良后果。弗洛伊德曾明确指出:"当力比多受到过分严苛的阻抑后,可能导致神经症或性功能障碍。"性压抑的危害很严重,长期没有宣泄的性压抑,对人的生理、心理发展、工作和学习皆会产生消极影响,直至损害心身健康。处于青春发育期的青少年,性本能欲望的萌动是人的正常生理心理现象。在人类社会中成长的每一个人,都要学习性道德规范与社会规则,正确认识、引导和帮助青少年健康度过青春发育期,是每个家庭应该主动担负的社会责任。

殊不知这些对异性的好奇心是正常青少年必会经历的生活历程,这个阶段也是青少年由幼稚走向成熟的重要阶段。过度的心理防御会导致过分的压抑和心理问题[6]。预防青少年心理问题,需要考虑在其生理和心理发展过程中不断地进行正确的教育和疏导,而家人的关心和指导尤为重要。同时,学校的性生理课则是让学生了解自我的金钥匙。除此之外,还要看到现代社会存在的另一面问题,即当今的一部分青少年,由于缺乏基本的自我保护和责任底线,对性的认知处于懵懂阶段,对其自身的行为不予控制,过于随便或放纵,产生了一些严重的、不可控的结果,从而导致严重的心理伤害和生理功能损伤。

五、一对男童自杀的悲剧

下面讲述的不是一个故事,而是两个残酷的社会事件。

某县一名小学生,男孩,十岁。因"五一"放假,作业未能完成,被老师批评,他回家后害怕父母责怪,担心之余就把家里放的农药喝下了肚。在感到不舒服时他才告诉母亲,母亲急忙将他送进当地的乡镇医院,可乡镇医院不具备抢救条件,男孩又被送到县医院,可此时已经耽误了两个小时。男孩在治疗几天后仍处于深度昏迷状态,靠呼吸机维持呼吸,医生告知其家属已处于脑死亡状态。无独有偶,某市医院急诊科同时也收治一名十岁男童,同样是被父母训斥而喝农药自杀的,终因服药过量,抢救失败。

众多研究表明,随着中国经济社会发展,20 世纪90 年代以来,我国每 10 万人的自杀率呈现持续下降趋势。2015 年中国的自杀率为 10∶10 万,与 2005 年的 9.9∶10 万、2010 年的 9.8∶10 万的数据大致相当,不过远低于韩国的

28.3∶10 万、日本的 19.7∶10 万[7]。自杀目前已成为一个严峻的社会问题。青少年是祖国的未来,他们正处在花蕾年华,猝然离去,让人感到痛心和惋惜。生命是何等的可贵,然而他们却选择结束自己的生命,丢下了关爱他们的家人。心灵的脆弱不禁让人感叹,同时呼唤人们自省!那么,为预防自杀我们应该做些什么呢?

在笔者的从医经验看来,首要的是自杀原因的分析。中、小学生处在身心发展的重要时期,伴随着知识的增长、阅历的扩展及思维的变化,不可避免地会受到学习、生活、人际交往等各种问题的困扰。而家庭、学校、社会所带来的复杂、多元甚至矛盾的问题叠加作用,会对其自我认知、情绪调适等方面带来不同程度的负面影响。

从既往中、小学生自杀导致的死亡及未遂案例中发现,他们从产生自杀意念到制订自杀计划、采取自杀行为这一系列过程中,自杀原因各异,影响因素也并不唯一。根据研究资料及对网络信息的梳理,笔者发现 215 例自杀死亡及未遂案例提及自杀原因。这里面除个别写有遗书或留有遗言来表明自己自杀的原因外,大多是学校、老师的因素,或是同学之间矛盾冲突导致的,或是邻里之间的原因,还有不少模棱两可的带有推测的"疑似"原因等。在一些案例中,中、小学生家长与学校针对孩子自杀的原因经常各执一词;另有一些案例,死因无法揭示。

尽管自杀的原因各异,但我们还是可以根据以往研究归纳中、小学生自杀的原因。原因主要有六类,即家庭矛盾、师生矛盾、校园欺凌、学业压力、情感纠纷、心理问题。从六类自杀原因分布来看,导致中、小学生采取自杀行为的原因占比从多到少依次为家庭矛盾(33%)、学业压力(26%)、师生矛盾(16%)、心理问题(10%)、情感纠纷(5%)及校园欺凌(4%),剩余6%是其他问题。尽管家庭矛盾比学业压力更突出地刺激中、小学生采取自杀行为,但仔细分析家庭矛盾原因,会发现诸如"父母责备其成绩退步""作业未完成被家长批评""因学业与家长发生口角"等相当一部分家庭矛盾案例的冲突根源是学业压力。师生矛盾案例亦有类似情况,诸如"自习或上课时被老师没收手机或批评"等的冲突根源也是学业压力[8]。由此可见,学业压力不是仅对中、小学生特别是中学生起作用,也对学生家长、老师产生诸多影响,激化了学生与家长、老师之间的对立情绪。考虑间接作用的话,学业压力可能才是中、小学生自杀的首要原因。

自杀悲剧的发生,都存在社会心理因素和家庭因素。

在开篇的两个社会事件中,前一例是因为平时父母对孩子管教过严。本来孩子平时学习比较努力,而且学习成绩很好,但出于儿童的天性,过节期间贪玩而忽略了作业,受到老师批评,回家后又不敢对父母说,怕挨打。所以,出于自责和对行为后果的严重性缺乏认识,该学生采取了自杀行为。这不得不提示家长在教育孩子的过程中,应培养孩子对环境的适应性和逆境商(应对挫折的能力),避免对孩子过于严厉和处罚。后一例是因为被父母训斥而产生自杀念头,这里的原因可能是父母对孩子的教育方式存在某些问题。

在儿童心理发育中如何对儿童进行良好的引导和教育,是目前很多家庭和学校存在的薄弱环节。这是一个普遍的社会问题,尤其是独生子女的教育,父母往往宠爱过度,孩子经不起批评,其根源在于对儿童教育偏于呵护,缺乏鼓励、支持和疏导,给予物质方面的多,心理关怀和心理沟通少。因此儿童在面对负面事件的时候心理防御机制不健全,生活中缺乏逆境的锻炼和培养,这些都是不容忽视的严肃的教育问题。儿童一旦遇到挫折,就会产生极大的畏惧情绪和逆反心理,对抗批评教育,并且以极端或自杀的形式来报复亲人。同时由于儿童缺乏自制力,不能正确理解和判断后果的严重性,往往自杀成功率很高。

另外,还有一个不可忽略的问题,即有毒物质的保管存放。但凡服毒自杀成功者,都是由于家人对有毒物质保管存在疏漏,给自杀和自杀企图提供了便利条件,其教训非常深刻。以上两例如果不是随手即可得到有毒物质的话,恐怕也不会发生悲剧。

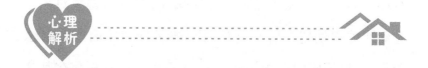

自杀行为或意向多因自我需要难以获得满足、目标难以实现,或受到家庭、群体、社会的巨大压力和刺激,感到难以解脱,导致精神崩溃,内心彻底绝望而为之。儿童的自杀动机是比较单纯的,他们心理发育不成熟,自制力薄弱,易冲动而不计后果。

在当今新知识和信息爆炸的时代,儿童是极具创造性又极其脆弱的。儿童时期心理发育随着时代的变迁发生了极大的变化。我们虽不应该以偏概全,个案毕竟是个案,但个案的惨剧不得不让人反省。是从什么时开始我们的社会变得浮躁了起来? 是社会的浮躁还是个人的浮躁? 是家庭的浮躁还是教育工作者的浮躁? 我们在追求什么?

家庭在追求什么？学校老师在追求什么？这些问题很难回答,因为它们不是某个领域的问题。如果从社会学或心理学领域一味地责之于独生子女家庭,认为独生子女因素是导致家庭过于宠爱儿童而忽略了儿童成长的全过程,这显然是不全面的,许多独生子女已经成长为了优秀的人才。除此之外,我们生活的社会环境和大众舆论也影响着儿童的成长,影响着儿童人生观、世界观、价值观的树立。在儿童个体化教育成长过程中,一些家庭、学校、老师在教育过程中同化程序(引导儿童及青少年对新事物的整合顺应能力、智力发展和适应能力,包括德育的发展、正能量的释放等)出了偏差。

当今社会人们过多地追求名利,而疏远了道德和道义,忽略了生命对社会赋予的意义。幼小的孩童在心灵深处因对现实产生的恐惧意识大于对生命的保护意识这一现象导致的自杀,恰恰是家庭教育、学校教育给孩子的不适当压力导致的。孩子在高压之下导致心理崩溃,以极端的、丝毫不顾及后果的应对方式和行为对抗父母和老师,进而酿成了无法挽回的悲剧。

对儿童、青少年的教育是全社会的系统工程,教育引导者(家庭、学校、社会)只有真正处理好社会利益与个人利益、现实利益与长远利益的关系,才能让孩子健康快乐地成长。

　　儿童自杀的悲剧让我们警醒,慎重地去思考在儿童及青少年教育过程中如何建立良好的、健康的儿童及青少年管理和教育机制,这对我们探讨、改进和制订缓解孩子压力、激发积极生命动力的教育策略具有深远意义。

六、羞涩怕人的高中生

　　一位母亲带着儿子满面愁容地走进诊室,母亲显得很年轻,这两人差一点被医生当作一对姐弟。男生有十八九岁,母亲看上去三十几岁的样子。医生问他们谁是患者,母亲指着儿子说他有些问题想咨询医生,并示意儿子:"去把你的问题给医生说一说。"医生从他们的衣着打扮、行为举止观察并未发现有什么异样,就主动问这个男生:"你有什么需要帮助的吗?"此时,男生看看母亲却说:"你出去吧。"医生看到此情景,就向女士点头示意,让她在外面等候。男生告诉医生说:"我可能患了社交恐惧症。"医生问他:"你怎么知道自己患了社交恐惧症,而且还是自己给自己下了诊断呢?""哦……我从网上查的,对照我的情况很像是",男生回答。接着,他就把自己近来的情况说给了医生听。

医生从男生的叙述中了解到,近半年来,他感到特别害怕,不敢与人交流,在同学和老师面前感到愧疚。慢慢地,男生在平日里也不敢出门了,进而发展到怕别人看不起自己,连正常上课都不想去了。他自己也试图改变自己,努力调整自己,看了一些书籍,查看了网络上的相关内容,仍然无法摆脱内心的痛苦,感到问题越来越严重,已严重影响到自己的生活和学习。男生的母亲也为此愁眉不展,不时地哭泣。无奈之下,他们走进了医院的大门。

经过一段时间交流,该男生逐渐放松,抱着对医生的信任和期待,说起了发病的原因。他很不好意思地说出他原本不愿意诉说的缘由,而且是避开母亲的情况下,这或许是他不愿让母亲听到的隐私吧。男生叙述说,在一年前他交了一位女朋友,是同班同学。有一次在自己生理冲动的情况下,他要求与女朋友发生性关系,遭到了女朋友拒绝,当时很尴尬,羞愧得难以自容。据男生回忆,当时可能是自己过于冲动,以及有些粗鲁的动作,吓到了自己的女朋友,而想发生关系的愿望也没能实现。事情过去之后,他冷静了下来，自己内心很愧疚，觉得对不起女朋友。随后男生也找到女朋友，并诚恳地赔礼道歉，也得到了谅解。可这件事情过去之后他就感觉自己变了很多，发现自己像另一个人而不是自己了。他自己后来因为这种意识而变得越来越不敢与人交流。起初发现问题以后，男生曾自己试着调整，如跑步、有意识地不去想这些事情。刚开始还可以，后来就不起作用了，而且每况愈下。但他还可以坚持上学，只是总觉得与同学相处不好。再后来，自己连上学都感到困难，不愿出门，自己的内心一直在挣扎，在奋力抗争，想从痛苦中走出来。所以，他才鼓足勇气前来求助医生。

医生问起家庭和既往情况，了解到男生为单亲家庭，很小的时候（大概三岁）父母离婚，男生被判给父亲抚养。但父亲从未抚养过他，他一直是由母亲带大的，母亲则把他作为唯一的精神寄托。该男生性格开朗、活泼，学习成绩优异，也一直是母亲的骄傲。医生根据他的情况，建议其做心理治疗配合适当药物治疗。母子同意医生的建议，医生再次分别进一步了解他们的家庭情况、教育环境、性格特点等相关信息。尤其是母亲谈到儿子成长过程和家庭背景时，痛哭流涕。最让母亲悲伤的是孩子没有得到父爱,是她一个人含辛茹苦地把孩子拉扯大并培养成人。如果孩子出了问题,自己就没法活了。医生在与该男生交流中发现,他流露出了对父亲的想念,同时对母亲有过度依赖情结。医生在随后的治疗中与他共同讨论分析了有关人的本能、压抑、欲望和情绪控制等问题,探讨了本我、自我和超我的关系。该男生表示自己也翻阅了这些内容,但是不知道怎么理解。现在通过几次心理咨询和治疗,在医生解释和分析后才真正理解了这些概念的真实含义。经过多次心理治疗配合适当药物治疗,该男生逐渐解除了自我封闭,重新回归社会,主动走进了课堂。

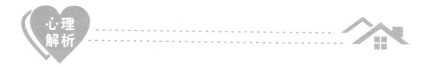

　　该男生痛苦的主要原因是一次与女朋友约会时的性要求行为未遂。处于该年龄段的男生性生理是非常旺盛的,与异性接触时难免会有难以扼制的性冲动,这是可以理解的。但他从小缺乏父爱,内心存在一些自卑心理。青春发育期的冲动让他头脑膨胀,欲望战胜了理智。事情过后当他意识到这种越线的过激行为会让他颜面扫地,如果传扬出去会让人不齿,这使他的内心充满矛盾和恐惧。所以该男生逐渐产生因消极、自卑而出现的回避和退缩行为，继而发生了社交障碍。

自卑的前提是自尊，当人的自尊需要得不到满足，又不能恰如其分、实事求是地分析自己时，人就容易产生自卑心理。一个人形成自卑心理后，往往从怀疑自己的能力发展到不能表现自己的能力，从怯于与人交往发展到孤独地自我封闭。本来经过努力可以达到的目标，他也会认为"我不行"而放弃追求。他看不到人生的光华和希望，领略不到生活的乐趣，也不敢去憧憬美好的明天。自卑是一种自我否认，对自己没有信心，也是对自己不认同的心理表现。该男生在本能冲动的情况下，用不恰当、不礼貌的方式冒犯了自己的女朋友，当遭到拒绝后，他觉得颜面尽失，自尊心受损。他没能正确、实事求是地分析反省自己的过错行为，而是过度考虑自己的颜面问题，担心事情被传出去后自己没法做人。这对他本来就有些自卑的心理无疑是雪上加霜，所以就认为自己这下子全完了，在同学面前再也抬不起头了。

在该案例的治疗过程中，医生采用精神分析疗法和人本主义疗法让当事人认识到人的本性和弱点，启发和鼓励他接纳自己的失误与对性方面的无知，理清楚不愿意上学、不愿意接触同学的内在心理困惑,找出心理投射和不良防御的症结[9]。

值得注意的是,对青少年进行规范的性教育在很多家庭是空白的,也很少有父母针对该方面对孩子进行教育和指导,从而导致这类人群对性的错误理解,甚至茫然不知。尤其是单亲家庭,不完整的家庭在教育的多方位存在偏差,或有的过于溺爱和放纵孩子,认为自己婚姻不美满,因此要极力补偿孩子;或有的过于严苛和约束,认为自己的人生是失败的,希望孩子不要像自己或是希望孩子一定要成器。

大家知道,社会行为规范教育不仅仅是社会或者是学校的义务教育,家庭的言传身教至关重要。社会行为规范的作用,是社会为了维护自身的存在和发展,通过一系列规范、规定来调整人们的相互关系。人们无论做什么事情,都要在社会行为规范限定的范围内活动,不允许随便越轨。性行为规范属于社会行为规范范畴,家庭问题很容易影响孩子,更难以谈到社会行为规范的教育问题。这些往往不被觉察的教育背景就容易导致青少年性心理发育问题的产生。该案例中的男生虽是性格开朗、活泼,但他缺乏父爱,依赖母亲。由于母亲更多地关心他的学业和生活,对他要求也比较严格,忽略了他的心理需求及长成大小伙子的生理变化。母亲不会像父亲那样与儿子交流有关男女之间的隐私话题,也不会交流有关性规范问题。所以,儿子在外边发生什么事情也不愿意告诉母亲。以至于在性规范方面出了问题,自己产生极大的心理冲突,难以自拔。

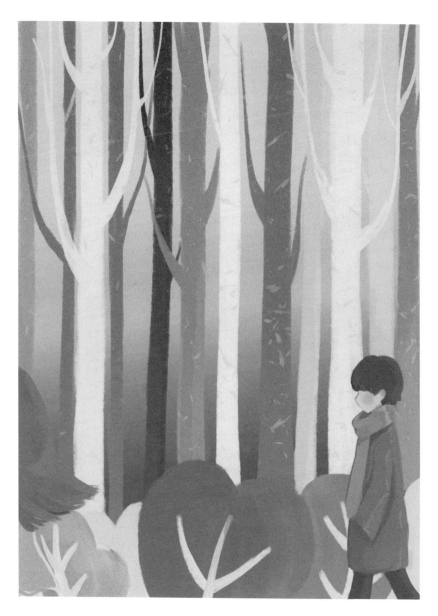

郑州师范学院　安小雨/图

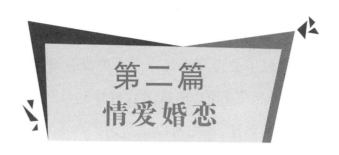

第二篇
情爱婚恋

　　本篇的四个婚恋故事是人们不断追求、探寻幸福的人生旅途的缩影。人类寻求爱情，不单纯是为了性欲的满足，而是要建立一种特殊亲密、温馨的人际关系。这也正是人类的爱情与其他动物的性冲动之间的本质区别。在动物界，只要是异性，一般都能产生性关系，可是人类却绝不是对任何异性都可以产生爱情的（性取向障碍也是有选择性的）。人们的爱情对象有多种选择条件，不但有生物学特征（年龄、面貌、身材、健康等）的选择，还有社会学特征（如社会地位、职业、学历、思想品德、物质条件、兴趣爱好和能力等）的选择。人类对择偶的考虑，说明性爱是情爱的基础，而情爱是性爱的必要前提。只有情爱与性爱完美结合，才可能产生名副其实的爱情。

　　古希腊哲学家柏拉图是一位情爱论的倡导者，他认为:当心灵摒绝肉体而向往着真理的时候,这时的思想才是最好的。而当灵魂被肉体的罪恶所感染时,人们追求真理的愿望就不会得到满足。当人类没有对肉欲的强烈需求时,心境是平和的,肉欲是人性中兽性的表现,它是每个生物体的本性,人之所以是所谓的高等动物,也是由于人的本性中神性强于兽性。精神交流才是美好、道德的。柏拉图的理论似乎与人的生理需求相悖而论,忽略了人性的弱点,违背了生物的基本属性的规律。但也体现了人的爱情不仅仅是有性爱,还要有情爱。在当今社会,我们更加需要倡导人们的真、善、美,崇尚美好、纯真的爱情。

一、姐弟恋的苦涩煎熬

这天来到诊室的患者是位男性,相貌堂堂,说话很斯文,但是面色不好,眉头紧锁,时不时绷紧嘴唇。医生询问了他的主要现状后了解到,他失眠、易怒,持续时间已长达三个月。随后他逐渐诉说起了他的故事。

他是硕士毕业后自谋职业,在工作中认识了一位女性。两人相处非常愉快，逐渐产生了感情，发展为情侣关系，随后感情迅速升温，如胶似漆。本来男女之间有这种感情无可非议，他又为何痛苦不堪呢？医生详细询问后得知，与他相恋的女性不仅比他年长十二岁，而且已有了家庭，还有个六岁的儿子。在医生面前，这位男士喋喋不休地诉说着自己的痛苦，不时地回忆他和恋人之间的美好和幸福。他告诉医生，之所以爱上比他大那么多的女士，是因为他以前谈过一个女朋友，交往了一年多，两人年龄相仿，女孩长得也很漂亮，但相处起来总是平平淡淡。现代的青年男女，已打消了性的禁区，两人早已在一起生活，但他却找不到那种青春的活力及相互交往的快乐，慢慢地两人就冷淡了，最后只有分手。

而现在的这位比他年长的女性却给了他从来没有过的兴奋和快乐，从她身上得到了那种温柔、体贴和安全，让他迷恋、陶醉和难分难舍。但是，他清楚地知道自己现在的恋人是有家庭的有夫之妇，这段姐弟恋是违背社会道德的，无法长期隐瞒下去。于是，两人经常商讨怎么才能走到一起。男方说："我们要想走到一起，你就必须跟你丈夫离婚。"女方心里很矛盾，难以下决心与丈夫离婚，感到对不起丈夫，同时也感觉自己的这个情人比自己小那么多不合适,但男方却非要和她结婚。双方的内心充满了矛盾、纠结。

医生从该患者的倾诉中,了解到了患者的家庭背景。他是家里唯一的男孩,家中还有一个姐姐。父母对他非常疼爱,姐姐对他无比呵护。对于这段见不得光的恋情,他心里非常清楚,自己的行为会让家人感到难堪和失望,也绝对不会容忍。可如果选择分手,他又如何面对现在的恋人?如果不分手,那对自己的父母怎么交代?他已经到了崩溃的边缘,无奈、无助、焦躁难捱。

第一次就诊的一周后,医生建议他把他的恋人带来了解一下情况。因为这种现实生活中的情感问题和心理障碍需要相关的人加以佐证和帮助。他本人也同意并和他的恋人一起来到了诊室。两人的倾诉是吻合的,两人也都为此纠结、痛苦。患者的女友毫不掩饰地讲述了对这位患者的爱慕和钟情,同时也承认她自己的内心充满了矛盾和自责,看到自己所钟情的男人这样痛苦却爱莫能助,心里说不出那种滋味是多么酸楚,想分开吧,难舍难分,不分开吧,两人都痛苦。有时就故意几天不联系,结果患者就在电话中大发脾气,不依不饶,女士只有好言相劝,重归于好。

在这次两人一起咨询之后的一天,这位女士突然来找医生,说患者不见了,并给她打电话说在外地,他要跳楼,吓得她不知所措。医生只能告诉她:"报警,让当地警察帮助他,等他冷静了你们两人再认真地去谈你们的事情。"这件突发的事情,让这位女士感触颇深,她开始回想自己的感情经历,也意识到自己的轻率和不应该,不仅对不起自己的丈夫和孩子,还差一点误了这位高材生的性命。医生善意地告诉她,是你们自己应该下决心解决问题的时候了,不然的话,说不定哪一天他会走向极端。

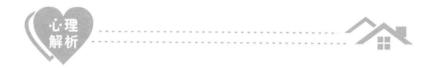

在做心理解析之前,这里要特别申明的是道德问题。作为一名心理咨询师或是医生,在面对来访者或是患者的时候,自身要保持中立态度,而不是戴着有色眼镜去评判来访者或患者的事情甚至隐私。即使来访者的事情是不道德的,心理咨询师也不应用自身的态度去评定、谴责来访者,更不能以自身的态度去指导来访者面对生活中的事件。

恋人之间的情爱是一种复杂的感受,它既包括生理本能和感觉紧密联系的简单感情,也包括与道德感、理智感、美感、人的其他精神生活相联系的高尚的社会性情感,内容丰富。情爱是包含尊敬、友谊、同情、喜悦、恭敬、诱惑、依恋、自我牺牲、纯洁、体贴等多种高级情感的体验,它是肉体接近和性结合时占绝对统治地位的情感。

该案例反映了一对男女在他们的爱情中的道德情感问题。男士在表面层次虽然表现出了对女士已婚这一事实毫不介意,但他对情爱的渴望远远弱于对性爱的感受。他曾有过性爱经历,女孩也很漂亮,但并没有得到性爱的满足。而当下这位女士,虽然年龄大他许多,但在性爱的过程中却让他感受到了无比兴奋和满足。两人所遇到的就是这种性爱能保持多久,情爱是否能够继续维持下去的问题。两人都很纠结,因为他们的爱并不会得到家人的祝福。女士感到对不起丈夫和家庭,男士觉着对不起父母和姐姐,继续发展下去,结果难以预料。

这里讲的不单单是一对姐弟恋,也是婚外恋的问题,只不过是女性一方的婚外恋。无论是一方或双方的婚外恋,从社会学角度看,都是违背传统道德观念,违背社会公德意识的。因为它对个人、家庭和社会都具有极大的危害,是一个十分令人头疼的问题。

　　女性婚外恋的一般历程是"厌旧喜新""弃旧图新"，而很少"喜新不厌旧"。本案例则属例外，该女士喜新并不厌旧，也不想弃旧。她虽然爱慕该男士，在追求婚外快乐时勇敢、执着，但她也非常清楚自己是不可能长期占有这个潇洒帅气、年轻英俊的男士的。自己不仅与他年龄差距大，况且还有丈夫和孩子，原本夫妻感情也不错，如果离婚，不但对不起丈夫，也毁了家庭。万一这份感情是短命的，以致自己人财两空、追悔莫及，所以她感到进退两难，焦虑万分。

　　最初，两人相识、相恋产生感情后，该女士把爱情当作人生的主旋律，她在对情人"动心"真爱的前提下才会尝试婚外恋，并在热恋中轻信心上人的承诺，从而痴迷地投入自己的全部精力，背着丈夫享受婚外情的甘露。男性也以为找到了自己的归宿，答应女士只要她能离婚，年龄和孩子都不是问题，可以接受，两个人就永远在一起。当他们真的要面对现实，考虑今后能否走到一起时，问题的焦点出来了。如何处理自己的家庭和面对自己亲人，两人都陷入迷茫和痛苦之中。既往的快乐甜蜜只不过是南柯一梦，再怎么不想结束也只有在无奈的煎熬中彷徨。

　　女性往往很难把性和情相分离，她们不像男性那样没有爱也可以消遣,没有情也可以获得性快感,而只有在自己的感情需求获得满足时才愿意付出性,并达到性情相融、灵肉合一。她们在与情人凝聚力与日俱增的同时,与丈夫的关系则每况愈下,以至于日益无法忍受"身在曹营心在汉"的煎熬。因此只有早日了断这令人难堪的婚外恋纠葛,才能解除精神和肉体上撕裂般的痛苦。这正是该女士在道德良知面前的愧疚感使她不能下决心离婚的心理要素。

人的情感并不仅仅是情爱的情感,人是有社会性的,道德情感也是人的情感中的一种重要情感体验。道德情感是个体对一定的社会存在和道德认识的主观态度,是在一定的社会条件下,人们根据道德准则的要求进行道德活动时所产生的爱慕、憎恶、信任、同情等比较持久而稳定的内心体验。道德情感与道德信念、道德认识密切相关。它是道德意识的一个内容,具有社会历史性与阶级性。道德情感与道德判断一致时,便出现积极稳定的内心体验;两者矛盾时,会产生消极的、不稳定的内心体验[10]。所以两人虽然得到了爱,但内心却因为道德情感与其道德判断的不一致而感到极度焦虑不安,无所适从。患者也因此痛苦至极,找医生诊治,以求缓解内心的痛苦。

二、少女对父亲婚外恋的对抗

这是一个三口之家的小家庭。家里的男主人是一家私有小型企业的老板,女主人是某公司的职员,他们只有一个女儿。女孩是家里的小公主,取名艾莉(化名),在某小学上六年级。艾莉有一双水灵灵的大眼睛,非常惹人喜爱。她生性聪明活泼,善解人意,在班里学习成绩优异,同学和老师都很喜欢她。

可是,在艾莉的家里,由于父母工作较忙,整日不在家吃饭,一家三口很难在一起相处。她不到三岁就被父母送到奶奶家里抚养,父母有空了才回到奶奶家里看望艾莉。她稍微长大一些的时候就上了奶奶家附近的幼儿园,大多时间在幼儿园里上学,与父母接触的机会也更少了。到了上小学的年龄,艾莉仍同奶奶一起生活,就这样过了好几年,直到小学四年级艾莉才回到父母身边。当回到自己家里时她才发现,父母的生活竟然是那么得忙碌和不协调。艾莉的母亲是一位对她父亲非常温柔顺从的女性,无论什么事总是附和着父亲,表现得百依百顺,同时也显得非常软弱和无奈。而她父亲则性情暴躁,刚愎自用,自以为是,对她母亲缺乏体贴和关爱,有大男子主义。他们经常吵架,家庭生活虽然很富裕,但总像缺点什么,没有温馨和甜蜜。艾莉每每放学回到家以后并未享受到她这个年龄的孩子应有的幸福时光。慢慢地她从母亲那里了解到一个令她很痛苦的事实,父亲重男轻女观念比较严重,根本就不喜欢女孩,总想要个男孩。艾莉开始明白了为什么父亲对她总是不冷不热的原因,明白了那有些冷淡的笑容背后的深意,认为父亲这样对待她的态度是封建意识在作怪。艾莉因此也就对父亲有些讨厌了。她回忆说:"有一次我生病了,头痛、呕吐,还发热,妈妈带着我看了几次医生,在治疗期间,妈妈公司有急事,她不能陪我去打针,就告诉爸爸说我病了,让他请假带我去看医生。可爸爸说他太忙,结果连一次都没带我去,这让妈妈很生气,我也很伤心。心里在想,我在爸爸的心目中就一点点地位都没有吗? 那我还来到这个世上干什么,我心里非常难受和自卑。"

时光如梭,转眼间艾莉长大了,她已到了上初中的年龄。尽管得不到爸爸的宠爱,但妈妈非常喜欢她,这在她心里是最大的安慰和寄托。升到初中读书后,艾莉由于各方面都很优秀,个子高高的,面容秀气,出落得像个大姑娘,青春靓丽,同班的一些男同学也都注意到了她。这时的她青春意识萌动,男女之间的事情似懂非懂,出于少女对异性的好奇心及本能冲动,她逐渐与喜欢自己的男孩子接触多了,同时还有其他男同学给她写情书。可是这些事情被老师和同学发现了,同学开始议论,"艾莉与某同学谈恋爱了""某同学喜欢艾莉"……班主任就认为艾莉这个学生变了,是早恋,应该批评教育,通知家长,严加约束。艾莉父母得知这一消息时非常愤怒,尤其是她的父亲,脾气急躁,更是控制不住火气,粗暴地训斥和指责女儿。本来就对父亲没什么好印象的她,正处于青春发育期,同时也正是心理逆反期,根本就不服父亲的训斥,而是与父亲对着干,更是与那位男同学来往频繁。发现这一现象的老师开始出面干涉,得到风声的同学也议论更多,班里有的男同学出于嫉妒,甚至当面议论、羞辱她。年幼的少女心理承受能力受到了严峻考验。

面对父母的指责、老师的批评、同学们的议论和羞辱,年仅十四岁的单纯女孩,心理崩溃了。艾莉开始失眠,到了晚上怎么也睡不着觉,胡思乱想,思维像是一匹脱缰的野马,又像是理不清的乱麻。是愧疚?是自责?

是愤怒? 她自己都说不清楚。夜里不能入睡,白天还要上学,一天,两天,一周,两周……艾莉日渐消瘦,学习成绩直线下降,上课时东张西望,精神恍惚,与同学接触越来越少了。老师发现艾莉的反常行为后,建议家长带她去精神科做一下检查。艾莉的父母也觉察到女儿与以前不一样,马上带她到市里最大的一家精神病专科医院就诊。很快,检查结果出来了,心理评估为:艾莉存在严重的心理问题。简明精神状态检查量表测评为:存在明显的精神病性症状,关系妄想、人际障碍、听幻觉为主要病理内容。精神科医生通过精神检查发现,艾莉精神异常已经一个多月了,只是没引起注意。她所表现的精神症状有评论性听幻觉、关系妄想、被洞悉感等。她告诉医生:"经常听到别人议论自己,指责自己,羞辱自己,说自己不是好人,是'破鞋'、是'烂货'等。见别人说话总以为与自己有关,别人在说自己的坏话,自己的一言一行别人都会知道,自己已经没有什么秘密了,自己的身体也被别人看到了。"医生建议她马上住院接受正规治疗。

　　住院期间,艾莉与医生配合得很好,把一些心理感受和心里话都讲给医生听。医生根据她的病情使用了一些抗精神病药,同时也给予相应的心理疏导。经过三个月的治疗,艾莉的病情得到了有效控制,大部分症状消失了,并主动要求返校上课。医生考虑到她现在康复的情况,以及作为学生无法耽误学习的情况,同意了艾莉的出院请求。在出院时医生嘱咐她和家人一定要遵医嘱服药,千万不可自行减药或停药,以防病情波动或复发。在服药一年以后艾莉的父母以为病症已经治好了,就擅自决定试着开始减药,结果病情又复发了。父母很后悔,当时只是担心服药时间长了会对孩子造成什么不好的影响,没想到病情会复发。在医生的建议下,艾莉只得再次服药治疗。但这次治疗的难度加大了,只有加大原来药物的剂量才能取得原来的治疗效果。不过这次艾莉的父母不敢再大意了,也不敢自作主张了,这一次连续治疗了3年。预后还不错,艾莉能够坚持上学,生活、学习都能应付。值得高兴的是,从她患上精神病以后,艾莉的父亲开始重新审视自己,也开始关注起这个被他忽视已久的女儿,对她好起来了,疼爱她,关心她,经常陪她看病,陪她逛公园。尽管父亲对她的态度发生了根本性转变,但她受伤的心灵和对父亲的抱怨却始终未能释怀。还有那些令她心烦、焦虑不安的症状并未完全清除,让她不开心的、那些讨厌的议论声还不时地影响她,干扰她,让她郁闷、发火。

　　不过,此时的艾莉经过几年的治疗,对自己的病情已有较好的认识,对医生的依从性和配合度很高。她想到了自己可能是存在心理问题,并在就诊时主动要求配合心理治疗。心理医生接待了她,通过几次的交流,她逐渐对心理医生产生了信任感,慢慢地回忆起了童年发生的一些本来她不愿回忆的事情。她的家庭较为富裕,父亲开了一个公司,业务开展得很好,父亲的手下也有二十多名员工。那些员工都是十七八岁、二十来岁的年轻小伙和姑娘,正是青春、有活力的年龄,而父亲也刚三十七八岁。就在她上小学四五年级的时候,她无意中发现父亲与他公司的一位员工关系暧昧。他们两人经常一起外出,父亲还给那个女人买一些东西,在她幼小的心灵里,她意识到这不是一件好事。后来那个女人怀孕了,她的妈妈也知道了此事,与爸爸发生了争吵。她清楚地意识到父亲背叛了母亲,也背叛了她。这一切让她感到极为羞耻、极为痛恨。乖巧聪明的艾莉此时出于对母亲的爱而感到内心难以忍受的痛苦,同时也感到父亲的行为让自己在同学面前还有在邻居面前抬不起头来。事情发生后,父母开始闹离婚,艾莉无奈又搬到奶奶家住。最后在亲属及朋友的劝解下,父亲醒悟了,没有选择那个女人,选择了妈妈和家庭,不久,也离开了那个女人,给她一些补偿,让她离开了公司,了断了这一段不正常的情缘。虽然事情结束了,但这件事对她打击很大,她认为女孩长大了不能和男人好,那是羞耻的事情,会出事的。这种想法一直维持到她的青春发育期来临,面对男孩的追求、家人的指责、老师的批评、同学的议论,她最终出现了心理问题乃至精神病。

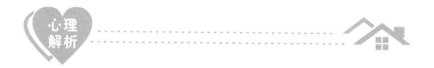

单纯从表面现象来看,小姑娘确实患上了精神分裂症,可如果分析她的家庭、她的父母及她周围的环境,从心理学角度去认识她的成长经历,了解周围环境对她的影响,就可以从中发现艾莉青春期生理和心理变化在逐渐由量变到质变演化过程的内在连贯性。她幼年时不受父亲待见,父亲很少关心她的成长,母亲虽然对她很好,但苦于应付公司工作,也谈不上疼爱,更缺乏心灵的沟通。她从小就是跟着奶奶生活,到小学四年级才回到家与父母一起生活。而且父母又因复杂的情感问题搞得关系僵硬,经常吵架,让她的童年生活蒙上了阴影。尽管家庭经济相对优越,但艾莉心理上很压抑,没有幸福感。上初中的时候到了青春发育期,她对异性产生了好奇,加上她自身条件优越,受到一些男同学的追捧。著名的心理学家弗洛伊德的人格描述中,"青春期属于生殖期,在这一阶段性功能能够正常发挥,也开始出现早恋行为,并建立良性关系,为结婚和建立家庭做好准备,人格也趋于成熟"。在这一时期健康的发展方向是生殖性人格,也就是发展爱的能力,建立健康的亲密关系,去生产和创造。而这一点对艾莉来说,她却是走到了相反的方向[11]。

人们心理、生理的需求本身就是一种渴望,在缺乏家庭温馨和心理关爱的少女情怀中更为突出。尽管艾莉对父亲有些抱怨或厌恶,但同时青少年生理、心理的发育是难以抵御的。向男同学示好或接受男同学示好在初中阶段必然会遭到同学和老师的议论和干预,艾莉本来就比较脆弱和矛盾的心理受到老师和家长的责难就显得更加难以承受了。青春发育期的躁动和逆反心理,导致艾莉思想斗争激烈,家人的反对,更加激起了她叛逆的心理,她开始与学校老师和同学对抗,同时自己的精神也在损耗,逐渐出现失眠、情绪不稳定,以至于出现幻觉和妄想①。艾莉虽经过积极药物治疗后症状一度得到缓解,但是停药后症状又再次复发,说明仅仅单一药物治疗难以消除全部症状。于是当医生反复询问其发病原因时,她逐渐意识到真正的症结所在,主动要求配合心理治疗。把所有问题一吐为快后,她才得到释怀,最终达到轻松应对现实生活的状态。

当她回顾父亲发生过错被她发现后,少女的道德情感是痛苦的,她痛恨和厌恶父亲的作为,同时又心痛母亲的无助,内心充满矛盾和压抑。发病之后所出现的各种症状无不与情感和性问题相关。因此,罪感、耻感伴随着发病的始终。由于青春期少女心智发育并不完善,对一些问题的看法很容易绝对化,加之当时自己在学校的处境,被男同学青睐而遭到议论和老师批评,联想到父亲的不检点行为,就顺理成章地产生心理投射,所以,幻听的内容就与自己联系起来。我国著名精神病学家许又新教授在讨论道德情感时提到:道德痛苦反映了个人与社会

————————

①注释:幻觉、妄想属于精神病的症状,幻觉为感知障碍症状,妄想为思维障碍症状。

之间矛盾的不可调和性,它意味着社会对个人最后的判决和最严厉的惩罚。道德痛苦比任何其他精神痛苦都要深刻而剧烈。除道德愉快以外,任何其他愉快都不能抵消和消除这种痛苦[6]。这一案例足以说明精神病性症状背后的心理故事对青少年心灵的影响之剧烈,它可以用弗洛伊德的精神分析理论中所提到的人格发展及人格结构来解释。因为道德属于超我意识,本我意识是自己的欲望。超我会对本我提出道德约束,而自我需要调节本我与超我之间的矛盾,如果自我意识不够强大则会出现调节失败,引发心理问题。处于青春期的艾莉,由于个人成长中的种种问题,没有解决好这一人格发展时期的问题,也没有形成强大的自我来处理本我(对异性的渴望)与超我(对两性伦理的认识)之间的矛盾,因此引发了心理问题,出现了精神障碍的症状。

三、忐忑纠结的婚恋观

一对夫妻带着儿子来看心理医生,从三人的神态和他们之间的互动不难看出,他们已被内心的不安困扰了多日,显得疲惫不堪,都是一脸的忧愁。医生在与他们进行简单交流之后知道,他们原本是很幸福的三口之家,生活富裕,经济条件在某市应当属于中上层。可现在,夫妻二人因为儿子的婚恋问题忧心忡忡,茶饭不香。

儿子名叫小雨(化名),二十八岁,个头在一米七八,五官端正,眉清目秀,相貌堂堂,气质温文尔雅。大学毕业已三年有余,工作单位很好,就是在恋爱问题上很不顺心,焦头烂额,伤心至极。

小雨的故事要从他上大学的时候说起。上大学期间,他与同班的一个女同学交往甚好,两人慢慢感觉情投意合,随后发展成为恋爱关系,逐渐坠入爱河。可随着时间的流逝,交往过程中各自的缺点不断凸显出来。小雨发现,这个女同学并非自己想象中要追求的那种有风度的姑娘,只适合做朋友。因为他发现他的女友比较开放,情感投入得很快,有一种要占有他的欲望。当时,他的头脑非常冷静,心想自己一定要冷静,无论如何都要控制住自己,不能和她发生性关系。所以,他强烈地压抑自己的情欲,控制自己,拒绝了她的要求。因为他觉得自己应该是一个负责任的男人,而且思想上又非常传统,认为既然没有准备和她走到一起,就不能和她发生任何事情。虽然两人的感情起初发展得很好,可最终还是分手了。

后来一次偶然的机会,在工作业务来往中,小雨认识了一位漂亮的姑娘,名叫小丽(化名)。两人很投缘,相互留了电话号码,彼此开始了联系。一两个月后两人建立了恋爱关系,节假日一起外出、吃饭,玩得很开心。就在两人进入热恋中的兴奋状态期间,没有想到的事情发生了。

一天,两人外出吃饭,女孩去了卫生间。突然女孩电话响了,小雨就接了电话,一听是男的声音,就问:"是哪位? 找谁?"对方说:"我是耿某,是小丽的同学,有事请她帮忙。"小雨就告诉对方,她不在,等会再打吧。等小丽返回后小雨把她同学打电话的事告诉了她,她随口说了声没啥事,回头再说吧。小丽虽然没把这个电话当成事,小雨却耿耿于怀,始终惦记着。也不知是出于好奇心或是出于嫉妒,小雨总想弄明白自己的女朋友与她的男同学是怎样的一种关系,于是他就想方设法地向小丽探问。小丽无奈,就一五一十地把自己过去谈恋爱的事情告诉了他。小丽觉得,现在年轻人谈几个对象也算不了啥,对他说了也没啥了不起。谁料小雨听了这些脸色都变了,马上质问小丽:"你怎么是这种人? 跟我谈着恋爱还与别人扯不清!"这句话搞得小丽一头雾水,她说道:"不对啊,怎么别人打了个电话就是扯不清了，那都是以前的事了，我现在是和你谈朋友。"可不管小丽怎么解释，都难以打消小雨的顾虑，于是两人就逐渐疏远了。

　　一晃一年过去了，小雨感到了危机，家人为他着急，亲朋好友也为他着急。虽然着急，但小雨毕竟个人条件优越，不多久，经朋友介绍，他又认识了一位小他五岁的漂亮姑娘。这位姑娘从外貌、体型到气质、修养，都非常优秀。小雨对她一见钟情。女孩的名字叫阿娜，大学毕业工作两年，在国企就职。小雨心想："这姑娘就像在我的人生中等待着我的一样，天赐良缘，真的是我的好福气，终于遇到了理想的恋人，我一定要抓住这个机遇。"两人交往很顺利，郎才女貌，双方对彼此都非常满意。很快双方家人也见了面，确定了关系。两人节假日经常外出游玩，情意正浓，形影不离，在外人看来两人也是分外幸福，简直是一对璧人。在这段时间里，两人的感情发展迅速，热恋中的情侣，处于青春的旺盛期，双方陷入了情不自制的迷恋境界。不知是对情恋的痴迷还是对眼前这个已属于自己的男人的痴迷，在炙热的激情下，阿娜兴奋地说出了一句话，让小雨头脑像炸了雷一般，又像有一股冰冷的寒气从头顶迅速贯穿到心中。听到那句话的他突然呆住了,兴致一扫而光。阿娜见他如此表情,不知所措,忙解释说:"给你开个玩笑,看把你吓得!"他是真的被吓坏了,他不知道与自己热恋中的阿娜是否真的如她说的与别的男人有过这种事情。可那句话确实是从她口中说出的,是在两人亲密的情形下说出的,他听得非常清楚。"如果我以前与别人这样亲密过你在意吗?"这句话让他失眠了,脑海里不时回响着,反复地琢磨,反复地设想,反复地提出疑问。于是小雨决定,必须找阿娜问个清楚。阿娜见他如此认真,也只有说确有其事,但并未成事实,以前谈过男朋友,也热恋过,出现过情欲的冲动,因为当时感觉不好就制止了,后来因为性格不合分手了。这种解释看似合理,又怎能打消小雨的顾虑呢。小雨本来就比较固执,做事追求完美,爱钻牛角尖。在两人感情发展十分顺利的情况下,他把阿娜看作圣女一般,纯洁无暇,就像一块美玉。可自从这件事发生以后,他再也找不到那种美好的感觉了。"她真的被别人玷污了吗?我怎么就这么倒霉,找不到真爱呢?是不是在当今的时代真的找不到处女了?"小雨在这种思想下焦躁不安。

小雨来找心理医生的目的,是想要寻求帮助,因为他非常焦虑,非常困惑,难以摆脱内心深处的纠结与不安。

他每天辗转反侧，夜不能寐，无心工作，感到生活乏味，痛不欲生。家人也为他的现状焦虑不安，心想孩子都这么大了，好不容易找了个他称心的对象，又把自己弄得这般狼狈。可怜天下父母心，他们真不知该如何是好，无奈之下，陪同他走进了精神卫生中心。

医生耐心友善地接待了他们，详细询问了小雨的情况，做了心理测验和相关检查，发现小雨已达到了强迫焦虑的严重程度，而且病程也满足焦虑症的诊断标准。医生建议他用一些药物治疗，配合必要的心理治疗。

在预约心理治疗的时间里，心理医生在接待他时发现，小雨刚坐下，没等医生问话，他就急切地问："我的病能治好吗？我感觉特别难受，现在上班都是问题，怎样能让我不想这些事？"看到他焦虑的表情，医生深感同情，很理解他内心的痛苦。

医生："你是真心爱现在的女朋友吗？"

小雨："是的，我非常爱她，她就是我想找的那个类型的女孩。"

医生："既然非常爱她，为什么还要对她产生那么多的疑问呢？"

小雨："我就是爱钻牛角尖，做事比较较真，追求完美。"

医生："那你明知道自己是这样的性格，为何不能为了爱情少一些计较，多一些宽容呢？"

小雨："她对我确实很好，知冷知热，对我很关照。按说我没有理由对她不好，就是有一点我搞不明白，这么纯真的女孩，为什么在此之前与其他男孩谈对象也会发生那种事情，总是让我心里不安。"

医生："当今时代，你是如何看待男女之间的事情？在此之前你谈过恋爱吗？与你的前女友亲热过吗？"

小雨："谈过，谈过两个，但我是一个很传统的人，在两性接触时是很谨慎的。"

医生："你真的就没与她们发生过什么吗？"

这时，小雨却沉默了。医生看得出他不好意思说出他的过去，他太爱面子了，医生暂时还要给他留点面子，给下次面谈留点空间。医生要求他遵循医嘱，按时服药缓解焦虑，按规定时间来诊咨询。

第二次来到咨询治疗室，小雨比第一次来时稍显平静，没有首先发出疑问。医生问他本次来访愿意谈些什么问题，近来心情如何。他也毫不掩饰地说道，上次谈的问题愿意接着谈。

医生:"那好,希望你不要有任何顾虑,也不要不好意思,这是很多年轻人都要接受和面临的问题。"

小雨:"其实,我也不是一个处男,在谈恋爱时有过热恋和幸福,也出现过越线行为,但是家人并不知道。同学在一起说过这些事,也都认为很正常,年轻人嘛,都有克制不住的时候。"

医生:"看来你自己的传统观念和保守思想还是有选择性的。你能这样做,而且能原谅和宽容自己,为什么对别人就那么苛刻呢? 同样是现代青年,同样处于青春期骚动之中,你可以难以克制自己与前女友发生性关系,两人最终又分手,而你现在的女友如实告诉你她以前也有过同样经历,你为何就难以接受呢?"

小雨(沉默了一会儿):"因为她是女孩,女孩应该矜持一些,她在没有告诉我她过去事情之前,在我心目中就是一个完美无瑕的圣女、天使,所以我不允许她有一点点瑕疵。当听到她说与过去的男朋友曾有过亲密举动时,我的心一下子就凉了。"

医生:"那是因为你对别人要求太高了,把你的女友看作仙女一般不可侵犯,一旦你的梦想不能实现,你就不愿回到现实生活中来。你在用人本能的私欲为自己设置了一些障碍,你反复想她在你之前做了些什么,设想她以前与别的男士如何亲密。所以,她无论如何对你亲密、呵护,你都会把这种爱转嫁到他人身上,越想越难受。这正是自我私欲和占有欲的心理投射。

允许和存在是客观规律的必然,已经发生的事情,无论什么事,不管事大事小,都是事实了,我们都必须接受和允许。比如刚刚有人跟你相亲,没有看上你,没说几句话,对方就站起来走了,事后你心里非常不高兴。不高兴这种情绪也是允许的,但你的内心总是不允许就不对了。与此同时你的心理资源就会被这件事情所占据,而你又无法改变这个事实。相亲相爱是两厢情愿的事情,对方不满意是人家的权力和自由,你也无法强制别人对你满意,因为这是已经发生的事实了,所以,这是必须允许的事情。

你的女朋友与前男友交往,是在她认识你之前发生的事情,那是无法改变的事实,是属于我们必须允许的事实,因为那是过去已经发生的事情,并且先于我们的存在而发生,是属于必须允许的事情。我们曾经的失败,不论是学业上的、工作上的,还是人际关系上的,乃至感情方面的,包括你谈过的对象、发生的事情都是过去的事实,是属于要允许的事情或是需要接受的事情。甚至我们过去曾经做过的很丢人的事情,现在想起来都觉得很不好意思的事情,在内心也要允许,因为无法改变。"

　　经过医生的心理治疗,小雨的自我认识得到了升华和提高,他内心的矛盾和冲突有所缓解,同时继续服药治疗,定期心理咨询。三个月过去了,小雨和阿娜两人的感情越来越亲密,小雨已不再纠结阿娜的过去,两人非常和谐,家人也非常高兴,就要准备结婚了。可突然有一天,阿娜手机的微信被小雨看到了,那是很久以前的聊天记录,显示的内容是,阿娜关心对方的一些贴心话,表示对对方的怜悯和同情等。这一下子又激活了小雨受伤的心灵。阿娜怎么是这种人呢? 她到底跟谁好呢? 怎么还关心另外一个男人呢? 一时间疑云丛生,小雨又陷入了混乱与痛苦之中……

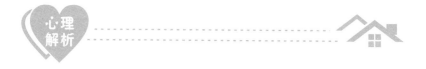

　　从生物进化论观点看人类社会发展,爱情始终都是一个永恒的话题。自古至今,中外文化对爱情故事的渲染和影响都是人们追寻幸福生活、浪漫激情、爱恨离愁的

精神食粮和动力。在不同的国度和社会中,人们很容易理解诸如爱、恨、情、仇、喜、怒、哀、乐这些情绪词句。然而,不同的文化价值观对这些词义的微妙差异有着深刻的影响。

因此,不同的文化背景和社会环境对爱情的态度同样是有很大的区别。中华民族几千年的传统文化,虽经历史变革,包括几十年的改革开放,对外交流增多,外来文化的影响等,但对女性贞洁的舆论和评价依然根深蒂固。封建残余未清,男尊女卑观念在某些地域依然盛行。男女恋爱观本来就存在差异,男性在恋爱关系及婚姻关系中大多处于主导地位的情况不仅在中国,而且在西方国家也存在。所以,许多进化论心理学家主张,男性和女性对配偶的欲望具有文化普遍性[12]。

就本案例主人公所表现的心理问题,投射出传统思想和文化环境对他的影响。他本人经历的三个恋爱对象,都满足了他们相处过程中基本的生理、心理条件,即依恋、吸引(浪漫之爱)和性驱力。但在恋爱过程中,就他本人性格而言,的确存在一定的不足。男孩虽能自知个性追求完美,爱钻牛角尖,然而由于传统两性观念的影响,使他陷入痛苦之中。世上哪有完美之人?自己都不是完美之人,反而要求别人必须完美。男孩长相很帅气,他是有一些自负的,这种自负心理让他对别人要求更高,所以谈的几个女朋友都很漂亮,外表他都是满意的。但是,他的几段恋情均不合意,与第一个女朋友相处不久发现性格不合,女朋友太开放而不矜持,他担心以后会出问题,认为自己在性方面是严谨的。与第二个女朋友相处时,无意间接听了对方打给女朋友的电话,发现对方是男性,就非要逼着女朋友说出对方是谁,当她无奈地说出是以前的男朋友时,他就想入非非,关系搞得很僵,最后两人分手。与第三个女朋友相处时间最长,感情发展也最深入,他还是因为女朋友的一句玩笑话把自己内在的心理弱点再次激活,让自己处于迷茫之中。不难看出,性格的完善、宽容的处事态度和对事物正确的认知对一个人来讲是非常必要的。同时,拥有开阔的视野、宽容的胸怀、进步的思想及新时代开放的文化这样一个社会环境更是良好人格形成的重要因素。

四、靓丽少妇的心结

当孟经理忙完工作回到家的时候,妻子已经做好了饭,在等着他回来吃饭。妻子待他一贯体贴入微,习惯了两人一起吃饭,一起散步。夫妻二人看上去非常和谐、非常亲密,这种恩爱有加的感情让人也非常羡慕。外人哪里知道他们内心深处都有隐隐的伤痛,有一种说不出的滋味。一天,吃过晚饭,他们照样外出去散步。中秋的晚霞映照下的两人的影子缓慢地移动着,沉重的脚步伴随着沉重的心情,两人都沉默无语,默默想着自己的心事。同样是散步,他们却没有像往常那样交流各自一天的见闻。当散步完回到家的时候,将近十点了。他们洗漱完毕就要上床休息,这时候孟经理就想主动对妻子表示一下亲密。尽管是细微的举动,还是被妻子婉言拒绝了他的要求,这让他感到非常尴尬,很难为情地离开了妻子,到另一个房间的床上去睡了。两人本来是在同一个部门工作,男士为项目经理,是某公司的一个中层领导,女士是他的下属,主管项目设计。两人在同一个单位工作,无论是夫妻感情或是工作关系,大家都是有目共睹的,给大家的印象是非常和谐、恩爱的一对夫妻。谁也不知道在这段时间里他们之间到底发生了什么事儿,总是别别扭扭的,上班的时候不见了以往的默契和热情,显得非常陌生。两人的冷战已经持续了将近一个月,双方都感到太压抑了,再这样下去,两人都受不了,也意识到会出大问题的。于是,他们两人就商量着去找医生咨询自己的心理问题。因为,这位女士最近经常失眠、心烦气躁,动不动就对丈夫大发脾气,男士有时候也不知道是为了什么。当他意识到自己的妻子可能是心理上发生了问题时,就动员妻子去看医生。当两人走进心理诊室,医生接待了他们,他们也毫不隐讳地谈了自己的一些问题。医生耐心听了他们的叙述,又询问了一些相关问题,有了初步印象。

他们给医生的第一印象是,男士高大、英俊,身高一米八左右,可以说是一个十足的美男子。女士身材苗条,足有一米七的个头,相貌端庄秀丽,乌黑的秀发飘逸在脸庞两侧,清秀的脸蛋儿,一双亮丽的大眼睛,谁见了赞叹这对情侣般配的容貌。他们到底出了什么问题?为什么两人本来是一对姻缘和美的夫妻,而目前却愁眉不展呢？这时候女士说话了，示意男士先出去一会儿，想单独和医生聊一聊。医生让男士先回避，在外面等一会儿，有什么需要再请他进来。

女士见丈夫离开，忍不住凄然泪下。医生递给她纸巾，让她擦拭一下泪水。她开始哭诉埋藏在自己心底的苦衷。

女士："我们两个都是再婚，也都有一段同样不幸的婚姻，是因为工作变动走到一起的，认识以后，在相互熟悉的过程中逐渐了解了对方的情况，就有一种同病相怜的感受。工作中接触较多，逐渐产生了感情。一年多来，我俩感情是非常好的，一致认为幸福的大门终于向我们敞开了。况且我们两人各方面又非常般配，工作又都很优秀，双方虽都结过婚，但是都不曾生育过，没有其他干扰和困惑。我们共同认为，这是上天赐予我们的良缘。没过多久，我俩就结婚了。结婚后又在一起工作，每天都是非常开心愉快的。

"就在最近一段时间，我们外出旅游的时候带了我们部门的一个女同事，她性格开朗活泼，年轻有活力，比我年轻得多，而且长得很漂亮。当我看他们两人在一起的时候，总是心里十分不舒服。有一次在游玩的时候，他用相机对着那个女同事给她照相,让她在那儿摆姿势,而我在一旁看,越看心里越不舒服。他为啥对那女同事那么热心、那么殷勤?给她这样照那样照,把我撂到一边儿,我心里能不难受吗?所以从那以后,我就不愿意搭理他,心想自己的丈夫是不是变心了?他那么多花花肠子,见了女士就走不动。他这种状态我非常接受不了,所以我们两人最近老闹矛盾,给他赌气,就是不愿意理他。近来,为了此事我睡不好觉,吃不下饭,心烦气躁,总想对他发脾气。不知道是我的问题还是他的问题,所以,我俩商量着找心理医生咨询,希望能帮助我们找出解决问题的办法。我也在自我反思,到底是我心眼太小了还是他确实出了问题,因为我们在婚姻问题上不能再有第三次了。目前我们的婚姻已岌岌可危,如果处理不好的话,将来我这一辈子可就完了。"

听完了这位女士的叙述,医生明白和理解了他们的痛处。在咨询的过程中,让她谈了自己和对配偶的看法及评价。女士认为自己是偏于内向的性格,比较文静,喜欢独处,爱看书,有独立思考的习惯,但也不是那种小心眼爱嫉妒的女人。丈夫性格比较外向,诙谐潇洒,对人热情,乐于助人,人缘很好,好多女孩子都喜欢和他相处。

说到此处,女士流露出自豪、幸福的表情。然而,喜悦戛然而止,接着又说,我最担心的就是这一点。他这种性格,很招女孩子喜欢,万一他把持不住,像我前夫一样,与别的女人好了,把我给甩了,我这一辈子就彻底毁了。我年龄也大了,恐怕再也找不到合适的人了。医生听到女士痛心的述说,向她表示理解。

等女士出去后,医生让她把男士请进来谈一下自我认识和对妻子的评价。

男士:"我与前任妻子感情不和离婚了,后来工作变动,与现任妻子认识,只恨相见太晚,当时就有一种曾经沧海难为水,除去巫山不见云的心境。我们两人很合得来,她性格文静,温柔体贴,人又长得俊秀,人品很好,是我喜欢的那种女人,我就决心要和她走到一起,相伴终生。我热情开朗,爱与人开玩笑,生活上比较洒脱,不拘细节,但我在作风问题上可以说是非常守规矩的,为人正派,单位同事都知道的,从来没有在男女关系方面出过差错,我是有底线的。只不过是和女孩子打交道的时候没有顾及妻子的感受,让她多心了。以后我会注意,也请医生帮我解释劝说。我们俩走到一起是上天的眷顾,我对她是真心的,期望能与她白头偕老。"

医生听了两人的自我介绍和对对方的评价，认为他们处于感情的危机阶段，尤其是女士的误会太深，想得太多，才产生了焦虑不安、失眠等心理问题。他们主要是涉及婚姻的稳定性和安全性问题。因为两人都很清楚，已经经历过失败的婚姻，现在年龄都超过了三十五岁，经不起婚姻的再次失败。

第一次咨询了解了他们双方的情况和态度后，医生让他们回家各自冷静反思自己的问题，回忆他们在一起时那些美好的时光，下次来咨询时向医生汇报自己的心理体会。同时，针对女士的焦虑和失眠症状，医生给予小剂量抗焦虑药治疗，以缓解其内心痛苦的症状。

半个月后，双方又来到医生的诊室，比以前显得轻松许多。

第二次的咨询较为放松，两人简单谈了一些自己的心得，男士在医生面前直接向女士做了检讨，认识到自己没有顾及妻子的感受而对其他女士过于热情。这时，医生示意男士暂时回避一下。单独让女士谈一谈近来丈夫的表现以及自己的想法。

女士："其实我感觉我们都没错，他这些天来也很痛苦，只不过他是男人，心气比较硬，性格外向。他对我一直很好,给我做了很多解释和保证,我就是转不过来这个弯。"

医生:"那你希望他怎么做你才放心呢?"

女士:"我就是想问他是不是喜欢我们单位的那个年轻漂亮的女士。"

医生:"他如何回答?"

女士:"他说只是帮忙照相,怎么能扯上喜欢不喜欢,我们都在一个单位工作,平时相处关系都挺好的。"

医生:"他这样回答你满意吗?"

女士:"当然不满意,那位女士我们确实相处得很好,但他也用不着那么热情地在照相时让她这样或那样去摆姿势,我看他就是见到漂亮女人就献殷勤。"

医生:"见了漂亮女人献殷勤有错吗? 对着漂亮女人照相时让她活泼一些,自然一些不好吗?"

女士:"哦,那也是。主要是我的前任就是因为有了外遇,与别的女孩好了,我们才离婚了。所以,我对这方面特别敏感,担心现任丈夫再出问题。"

医生:"可以理解你的担心和忧虑,毕竟是一朝被蛇咬,十年怕井绳。但是,你是否过于敏感,把问题绝对化了,以偏概全,把所有男性都看成是花花肠子,没有责任心,缺乏道德理性的人了。"

(女士沉默了片刻)

女士:"他的人品我是信得过的,他对人就是太热情了。我担心别的女孩会对他产生好感,他会不会把持不住,我也不是那种特别爱吃醋的女人。"

医生:"你讲得很好,也很客观。夫妻双方的监督管理是应该的,但必须建立在相互信任的基础之上。譬如,当你发现他在这方面做得不恰当的时候,及时提个醒,就是关心和爱护,用不着生气或冷战,那样会伤了感情。"

女士:"您说的我都能理解,也能接受。就是他与年轻漂亮的异性接触时,我心里总是不舒服,是不是我有心理问题?"

医生:"那是一种妒忌,与你的生活经历有关,说明你在家庭婚姻方面缺乏安全感。需要提醒你注意的是,人都是有弱点的,每个人都喜欢听好听的,顺耳的;看好看的,漂亮的;吃好吃的,香甜的等,这就是人性的弱点。"

(听到这里,她颇有感触地点头默许)

医生:"我们不妨换位思考一下,如果你看到年轻的帅哥,会毫无反应,不想多看一眼吗?不会吧,这就是人的本性。"

（她会心地笑了……）

医生："如果你现在的丈夫没有了这些本能的'弱点'，恐怕他就不正常了，或者是有生理缺陷。如果他对女性、对漂亮女孩没有感觉甚至不想多看一眼，那么他的相关功能也不会健全抑或存在性心理障碍，你还愿意和他结婚吗？"

（她听完这些话，表示赞同医生的观点，看上去心里亮堂了许多，感觉如释重负）

医生让他们回家后复习今天的会话内容，下次咨询的时候与医生再交流。

第三次来访时，两人见了医生笑容可掬，很高兴地对医生说："我们的问题解决了，感谢医生对我们的帮助，我们终于解脱了！"女士说："您那天最后说到我丈夫对异性的关注问题，我很有感触，对异性的好奇和关注是正常人的本能，也是生理功能健康的象征。您一语拨开迷雾，使我茅塞顿开，心里豁然开朗，一片乌云散了。我们两人已和好如初。我们这次来的目的，就是对您表示谢意！"

以上所述夫妻感情问题,看上去是该女士在吃丈夫的醋。其实,很多人遇此情景都会有如此心理活动,只不过片刻就会散去。该女士出现心理问题,关键是她本人的生活经历和婚姻挫折让她对此情境过于敏感——触景生情。看到比自己年轻漂亮的女士,丈夫又是那么殷勤地去关照,作为妻子总是会产生妒忌之心,心里难免会有一种酸溜溜的感觉。对一般人来讲的确是人之常情,并不算什么,但对曾经受到过感情创伤的人而言,就如在伤口上撒了一把盐,让她疼痛难忍。我们知道,妒忌的意思是在某人想法中,某种重要关系被第三者所破坏、损弱或影响,或者别人拥有自己没有的某种资源或特点。尽管他们夫妻之间恩爱是单位同事人所共知,当遇到自己丈夫和优势于她的女孩在一起谈笑风生时,该女士难免会产生醋意。不但如此,该女士对情感的危机心理会不经意地警示自己,更为严重的是担心自己的丈夫会不会另有选择。

如何将爱贯穿整个婚姻过程?西德尼·史密斯说得好,"爱和被爱都是世界上最美好最幸福的感觉"。爱就要接受,接受被爱对象的所有,包括他(她)的优点和缺点,肯定他(她)个性化的存在,尊重他(她)的本来姿态,创造自由和温情的气氛,这些都是要学会和持有的态度。爱为他人提供了可以在爱中成长的土壤、环境和营养。

嫉妒是一种经常与爱混为一谈的感情。事实上,它是我们对自己激发情爱的能力缺乏自信的结果,它是一种占有、俘虏他人的欲望。如果用付出来取代这种占有的欲望就可以克服嫉妒[13]。如前所述,正是嫉妒惹的祸,因为该女士在年轻漂亮的同事面前不具优势,因而担心和恐惧失去丈夫的爱。那种占有欲受到了威胁,导致她焦虑不安,整夜失眠,对丈夫冷战,其实她已走到了婚姻危险的边缘。

当该女士一旦明白了爱不是命令而是肯定和接纳时,她便获得了爱的能力。当占有、嫉妒和支配这些异质的因素进入心中时,我们对他人真实的爱便逐渐消失。所以我们应该经常清理心中的杂念、渣滓,保持一份清静和善美的心,这样才能使家庭更加幸福、社会更加美好。

家庭和婚姻关系悲剧的重要因素之一,是我们经常在不知不觉中以爱的名义给他人造成伤害,以自己臆想或不成熟的观念发生误会而不自觉,把事情搞得一团糟,悔恨不已。

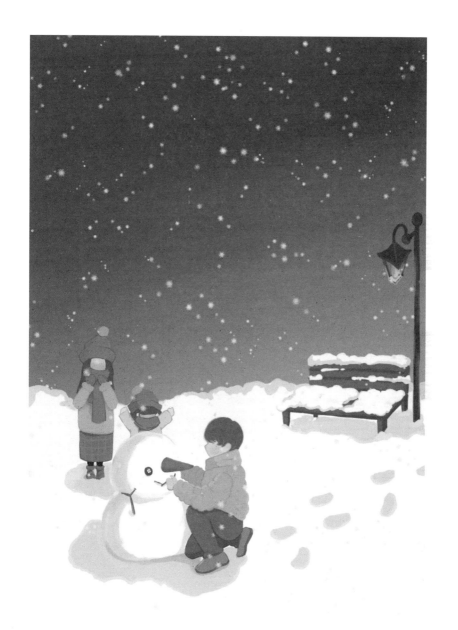

郑州师范学院　安小雨/图

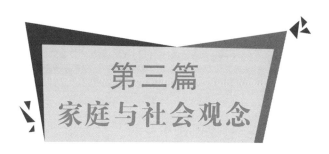

第三篇
家庭与社会观念

　　随着社会的发展,全球多元文化的渗透,家庭和社会的关系也在慢慢地发生着变化。但是,人们也发现,我国地域广阔,经济、文化在不同的区域差异性是很大的。那些根深蒂固的家庭传统文化和人们固有的千年传承下来的传统观念是难以改变的。当然,对于那些良好的传统我们要好好保留,而且要继续发扬光大,造福子孙后代。但是,对于那些腐朽的、阻碍历史前进发展的所谓的传统风俗,就必须加以清除和改革,让我们的思想跟上时代发展的步伐,在思想观念上与时俱进,才不至于破坏家庭和谐,影响事业发展。下面的故事讲述的是家庭问题和社会观念冲突对个人及家庭所造成的问题是如何形成和解决的。

一、家庭教育引发的冲突

刘晓胜（化名）是刚刚毕业的一名大学生，因遇到心理障碍来到了心理门诊。他的主要问题源自其家庭教育方式和家庭环境，以及父母对他的所有期望。

刘晓胜毕业于某大学本科院校，是一个非常优秀的学生。他的父亲是某公司的一位主要领导。家人的初衷是让他学习一门技术，成为一名对社会、对国家有用的人才。他本来也是一个温顺听话的孩子，平时对自己要求也比较严格，在大学里是班长，学校老师和同学对他的评价都很高。

当读了四年大学就要毕业的时候，一次偶然的机会使刘晓胜的命运发生了转变。这年，国家某部委公开招聘一批公务员。正巧，他的父亲与某部委的一位领导是老朋友，通过这样一个熟人的关系，刘晓胜就被介绍去参加了面试。经过面试，用人单位认为刘晓胜是比较优秀的，紧接着就让他参加了笔试。由于平时学习比较努力，他笔试也很容易就过了关。于是毕业以后他就直接到了该部委一个办事处工作。他刚刚步入社会,还保持着学生时期的单纯,而复杂的社会方方面面让他难以适应。在工作之中,由于人际交往中遇到了一些问题,他很担心自己无法胜任工作,总感觉在领导和同事之间很不自在。刘晓胜自己胡思乱想,甚至想到大学同学会认为他沾了父亲的光而平步青云,是走后门进的单位,这样让他在同学面前感到很没有面子。因此,思来想去,他的内心很是不安,工作起来也难以全身心地投入,工作效率下降,慢慢地对自己的能力也产生了怀疑。刘晓胜的内心充满矛盾,不知道是继续工作下去好,还是回去从头开始好。在这个问题上,他与父母也多次讨论过,父母对他非常有意见,认为他太不争气了,放着这么好的工作还不好好干,在那犹豫不决,偏偏还想要回到一个小城市从头开始,这实在让人不可思议。刘晓胜的父母为此大伤脑筋,如果任其这样下去,不仅他自己的发展受到了阻碍,真的同意他回本地工作,也会让父母在同事和朋友面前感到很尴尬。

刘晓胜的父亲对医生说,到国家某部委工作对家庭和儿子来讲是多么荣耀和幸运,是多少人梦寐以求的工作,而儿子却这么不争气,非要闹着回来,让他在亲戚、邻居和单位领导跟前失了颜面。从此以后，父子之间经常发生争执，家庭矛盾逐渐加深，父子之间的关系越来越僵。两人一说话就吵架，甚至拳脚相加，直到父母发现孩子处于一种不正常状态，才意识到问题的严重性。

有一次家庭矛盾激化，父亲把儿子反锁在房间里，不让其外出。结果，儿子非常恼怒，声称限制了自己的自由，一怒之下，砸了电视机、家具和门窗。父亲以为儿子精神上出问题了，而且病得不轻，在劝说无效的情况下就打了110电话。后经警方劝解，双方同意先去医院检查，咨询一下是不是真的有病了。他们先去了心理咨询机构寻求咨询和帮助，父子各执己见，仍是吵闹不休。咨询机构建议转到专业医疗机构诊断，他们又到精神病医院心理科诊治。经心理医生诊断，确诊为躁狂和抑郁伴有焦虑问题，用药物治疗一段时间后效果不佳。由于儿子情绪不稳定，时常容易激动，不能正确地认识自己的状态，不愿听从父母的劝告，无奈之下，父母又把他送到某精神病医院的重症科，采取了强迫住院治疗的做法。医院使用了精神科保护约束措施①,采取强制治疗手段,导致儿子出现严重抵触情绪,心理问题越来越严重,家庭问题日益突出。

笔者接触到刘晓胜后,耐心听他讲述了自己的故事,并表示理解。经过对他和家庭的细心调查,笔者发现三口之家的教育环境和教育方法存在严重缺陷。他的父母年轻时经常因为一些小事吵闹不休。他在很小的时候所接触到的家庭环境是一个很不安静的经常吵闹的生活空间,这就给其心理发育蒙上了一层阴影。在教育孩子方面,父亲要求比较苛刻,总是像领导要求下级一样要求他,思想政治教育满堂灌,对生活和学习要求也很严格,在关心他成长发育方面及心理沟通方面非常少;而母亲则是过于溺爱,从不让他单独做一些事情,一直到了他上大学时,母亲还对他的生活细节关怀入微,替他做了很多生活上的事情。在上学期间,刘晓胜的母亲每天都要给他打一个电话,总是担心他不会做事情,怕他遇到什么困难解决不了。

---

①注释:保护约束措施是指在法律即《中华人民共和国精神卫生法》允许的情况下,针对非自愿住院不配合治疗或有冲动行为的住院患者,以免在病房引起自伤或伤害到其他患者及医护人员,采取用柔软的保护带将患者约束在病床上的一种措施。待其冷静后再予以心理疏导和解释。

结果,这样的家庭环境和教育模式给孩子养成了一个过分依赖家庭的性格。再加上父母的教育方法一开始是对孩子严格要求,是比较正统的正面的教育,政治思想说教过多,人性人本理念缺乏,没有与他进行社会方面、人际交往方面及一些反面经验教训的交流,更没有相互之间心灵的沟通,从而使他的心理发育非常幼稚。当后来刘晓胜的工作选择与其家庭的这种传统教育方法形成矛盾的时候,刘晓胜的内心产生了巨大的心理冲突。加之本来他的个性发展不完善,对家庭的过度依赖和对社会政治问题的幼稚观念导致了他面对社会矛盾和工作问题及人际交往等挫折无可适从。

医生通过几次咨询找到了问题的症结,因势利导,开始引导刘晓胜,让他进行自己分析,并面对所处的环境,权衡利弊;同时让刘晓胜的父母进行自我反省,让他们学会给孩子选择的空间,而不是一味地要求孩子必须按照父母的意愿去完成既定的任务和路程。通过几次心理交流和指导,父母认识到自己的问题,尤其是父亲感觉特别后悔,因为自己总是把自己摆在一个领导的位置上,总是爱发号施令,忘记了角色转换,也忽略了儿子已经长大,有了自己的判断和辨别能力。母亲也意识到,由于自己对儿子过于娇宠,养成了儿子任性和孤傲的性格,情商发育不成熟,不会与人交往,从而出现了人际交往障碍及对环境适应能力差等问题。经过医生多次心理辅导,刘晓胜对社会环境的认知水平得到了提高,随着问题的逐一澄清和解决,最后由他自己做出决定,来选择自己的工作。

时间过得真快,转眼间几年过去了,一天,笔者突然接到了一封来自北京的书信,"非常感谢医生给我提供的帮助,我们一家非常幸福,孩子在单位工作非常出色,有了新的人生,顺祝医生新年快乐……"最后署名是"您的患者家属×××"。值此,笔者才恍然大悟,非常欣慰。

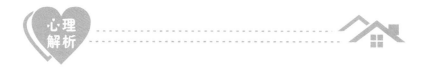

这是一例非常典型的个体心理冲突与家庭观念冲突所致的心理障碍。符合许又新教授关于心理"常形"与"变形"的论述。当该患者毕业后有了较好的工作岗位时,他由于自身性格及人际交往问题感到不适应环境,工作遇到困惑,又加之觉得自己能到该单位工作好像是沾了父亲的光,心理冲突就开始启动了。平日里反复思考,注意力不能集中,造成工作效率下降,怀疑自己能力有问题,因此就想逃避,有意识地回到本地去工作,要从头开始做起。结果在与父母讨论的过程中,患者与父母意见大相径庭,对父母开始抵触,尤其是与父亲相互对抗。因为父亲是某部门领导,在家里总是以领导自居,整天教育他如何做一个对社会有用的人,如何为人民服务,并经常与母亲发生吵闹,好像父亲才是唯一正确的。现在患者要求回本地做一名基层工作人员,父亲却坚决反对,这与父亲当初对他的说教完全不一样了,总想着他在大城市、在某部委工作,能让家人有面子等,他怎么也想不通。因此父子两人经常在家争吵不休,甚至拳脚相加,破坏家具、摔砸物品,以至于父亲认为孩子患了严重的精神病,把他困于家中,以报警来解决问题。

青少年在个性发展的过程中既依赖自己的父母,同时又有想脱离父母的需求,这种内心的不安会使青少年不知所措。而从父母的角度考虑,他们希望孩子独立,却又难以彻底放手。这种矛盾和紧张状态会引发家庭冲突,而家庭教养方式会影响冲突的形式和结果[14]。其实,刘晓胜就是在青少年时期甚至是大学毕业后面临选择工作之际,一直到出现心理问题求助于医院的诊疗过程中,存在着家庭教育和后来管理的偏差,使他的个性发育不健全。所以,直至参加工作出现了对工作环境适应不良,内心冲突较大。如果父母能够理解,加以疏导,或医生能够全面了解情况,不要主观武断就判定为精神病,也就不至于闹得父子"兵戎相见"。由于患者处于心理冲突和严重焦灼、焦虑状态,心理冲突的"常形"逐渐向"变形"发展,此时他的认知能力已经受到损伤,本想借助父母的安慰和疏导,但是,由于父母不理解,反而横加指责和埋怨,这才使得他脆弱的心灵走向精神病的边缘。

即使精神健康的人在某些环境状态下,也不一定能完全控制自己的思想情绪。所以不妨想象一下,假设有这样一个人,他能随心所欲控制自己的思想和情绪,异性高兴时,他就爱,异性不理他时,他就将爱火熄灭;死亡对他等于不存在,因为他能完全控制怕死的情绪,如此等等,这人岂不神了?人世对于他岂不成了天堂?[15]因此,人们必须承认人性的弱点,无法正视人性中的弱点是人们自身心理方面共同的认知误区。本案例中的患者和父母在同一时段,同时感到了无限的苦恼和忧伤,感到了持续的精神紧张,无法使自己松弛下来。父母的错误认知导致他们将患者错认为精神病,过于夸大患者的鲁莽行为,以至于限制其行为,让其到精神病医院采取强制的保护措施(当然,对精神健康与否的警惕性不能否定)。患者的错误认知来自于父亲过分的政治宣教和利他主义,加之自身的人格弱点和环境适应不良。《论语》中有句名言说得很好,"己不所欲,勿施于人",他对父亲的谆谆教诲记忆犹新,父亲以往对他的教育是脚踏实地做事做人,大学毕业以后成就事业。但现在父亲却想方设法让他留到高层,他错误地认为父亲表里不一。说得好听,其实还是自己的私心作怪。仔细想来,患者的这种认知已经扭曲,他已经看不到自己处于内心的冲突和矛盾之中,也的确无法也无力做出自己的选择,而是为了逃避现实,把问题归结于父亲。或许是在面临压力时采取的一种自我心理防御。患者与父母的争吵甚至激惹行为,无非是一种情绪发泄。本来公务员公开考试择优录取是一种公正行为,自己也承认凭自己的能力是没问题的。但就是因为父亲的一位朋友做了介绍和引导,导致他反复多想,认为自己不是和其他同学同一个起跑线,是走了"后门"等。以至于后来扩大了事态的发展,形成了严重的心理冲突,走上了因择业问题闹出家庭矛盾的曲折道路。总之,心理冲突解决以后,结局还是令人高兴的。患者在感谢短信中总结:"我现在才真正理解了我大学毕业后自身价值的实现,与父母对我的教育并不矛盾。"

二、从自责到移情

某女士,二十七岁,已婚,公司职员,助理会计师。因一个月前其母亲患病突然去世而过度伤心、精神恍惚、不思饮食,经常忧伤哭泣,生活中变得被动,全身乏力,就诊于心理门诊。

患者家中姐弟三人,她有一个弟弟、一个姐姐。因其母亲患有精神分裂症多年,生活不能自理。姐姐和弟弟工作较忙,所以在家中母亲几乎都由她一人护理照料。最近一次她母亲因合并糖尿病住某综合医院治疗,在护理期间她为母亲喂饭时,母亲突然被馍块阻噎食管而呼吸困难,窒息死亡。随之,该患者悲伤欲绝。一是因为亲人突然亡故,感情上无法接受;二是非常自责,认为自己没有照料好母亲,内心觉得对不住母亲,良心上受到了极大的谴责。为此,患者整日伤心落泪,内疚不安,反复思虑。她的心理问题逐渐加重,并伴有疲乏无力、食欲不振、消瘦、对生活不感兴趣、沮丧、紧张、恐惧等症状。随之,她时而产生轻生念头,常常夜不得眠。丈夫无奈下只得放下工作每日陪伴她,寸步不离。起初家人、亲戚、好友都宽慰劝告她,但她根本听不进去。亲朋好友见劝说无效,建议他们到医院咨询诊治。

患者就诊时由其丈夫搀扶,穿着比较讲究,身材窈窕,瘦高个,身高约一米七。她秀气的瓜子脸蛋,面色㿠白,大大的眼睛却充满忧伤,酷似《红楼梦》中林黛玉之状。看她那瘦弱疲惫不堪的样子,好像一阵风就能把她吹倒。患者凄楚的神情,的确让人怜悯和同情,即刻让人对她的不幸产生了一种悲凉惋惜的情感。

3月10日,他们第一次看门诊。丈夫先介绍了病史及近段时间的情况。她本人也不时打断加以补充。治疗师在听取了他们的描述后,首先,给予她安慰,并用非常和蔼的语气询问了她的心理感受和她目前存在的疑惑。第一次交流是成功的,她把存在的心理矛盾和冲突大部分都倾诉了出来,看得出她对治疗师是信任的。她最为关心的是,"我的病是否能够治愈? 我患的是不是精神病?""我母亲的病故是不是我造成的?"针对她提出的问题,治疗师逐一把她所诉说的症状进行归类分析,与她一起探讨,启发并帮助她重新认知。明确地告诉她,目前她所患的不是重性精神病,她目前的状况与其母亲所患精神分裂症有本质的区别。并让她相信自己所患的是一种与心理矛盾和冲突密切相关的心因性的抑郁症。这种抑郁症是亲人突然亡故,而她本人从感情上难以接受,加之与她本人从小就胆小怕事的个性特点交织在一起内心发酵作用的结果。听了治疗师的解释,患者表示能够接受这种观点,但对其母亲的死因总是耿耿于怀。最后,治疗师让她下次咨询时再谈这个问题,同时给予小剂量地西泮(安定),每晚服用。

3月20,患者再次来访。她仍由丈夫陪同,精神面貌较前改观,能自行步入咨询室。说话语气较轻松自如,自述症状较前好了许多,情绪也比较稳定,沮丧感消失,不再想死了。食欲较前有所增加,睡眠转好。患者这次的问题是,"我母亲的死是不是我没有尽到责任? 是否喂饭的时候喂得太快、太急了才出现了问题?"针对这些问题,治疗师给她讲解了精神病患者常用的抗精神病药物会出现一

①重性精神病:是指有严重的行为紊乱,社会功能严重损伤,出现感知觉障碍、思维逻辑障碍,自己却无法认识到自身病态的表现的精神错乱病状。

些不良反应,如食管肌肉的松弛和不协调,常会出现某方面的意外。治疗师对她解释:"你作为女儿是尽孝心,不辞劳苦地照顾你的母亲已经尽到了做女儿的义务,她自己的病是根本所在,她的去逝不能简单地推理为是你照顾不到所致。因为,你母亲的病故,是她疾病进一步发展和意外所造成的。你照顾了她那么多年,你的弟弟、姐姐都知道你已经尽了孝心。如果不是你的精心照料,可能你母亲早就离开了人世。"患者听到了这些分析感到非常宽慰,面部流露出笑容。

3月30日是第三次来访,患者仍由丈夫陪同一起走进咨询室。夫妇双方都感到轻松自如。当问到最近一些感受时,他们异口同声地说比以前好多了,已经能够料理家务。患者自述医生的行为、言语、声音和仪表感染了她,与治疗师交谈有一种安全感和信任感。她产生了一种微妙的感觉,好像是一种崇拜,甚至认为治疗师是神,没有治疗师解决不了的问题。总想打电话多来几次咨询、面谈。每一次交谈,她都能从中得到一些安慰,但回到家以后又有一种顾虑,怕让人烦,心里总是不踏实。

在这种情况下,治疗师敏锐地觉察到患者出现了移情问题,此时既不能冷落她,表现出不耐烦,又不能像以前那样共情①而继续进行咨询,所以,就逐渐换了些话题。细问他们夫妻感情的一些问题,因为每一次来咨询都是丈夫陪着妻子一起来,可以看出丈夫对妻子关怀备至。治疗师就想方设法让患者从中得到一些信息传递,让她了解她的丈夫是多么期望她康复,让她感到真正可以依赖的是她的丈夫而不是治疗师,逐步引导她走出心理误区,走出对治疗师的移情,让她明白要想摆脱心理困扰最主要的还是靠自己。

4月10日是第四次访谈,患者与丈夫一起。两人都戴上了口罩,因受"非典"②的影响,患者又出现恐惧、害怕。担心"非典"是否会给自己带来灾难。反复联想难以摆脱,联想自己对母亲关怀不够,患病期间照料不周,有时不耐

---

①注释:移情和共情是心理学术语,移情是指来访者将自身强烈的感情投射于治疗者;共情一词是著名心理学家人本主义创始人罗杰斯首先提出的,是治疗者借助求助者的言行,深入对方内心去体验其情感和思维,拉近自己与求助者的心理距离。

②注释:非典即非典型性肺炎的简称,主要通过呼吸道及接触传播。2002年在我国部分地区流行,为一种冠状病毒引起的急性呼吸道传染病,世界卫生组织将其命名为严重急性呼吸综合征。该病传染性强,病死率高。

烦。交谈中治疗师问患者的童年生活及姊妹之间的感情时，她表述自己性格较孤僻，而且较固执，为完美主义者，小心眼儿，弟弟和姐姐对自己都很忍让。母亲病后，弟弟和姐姐工作较忙，自己照料多一些，心中也感不平。但念及姊妹之情又难以说出口，心理矛盾重重。由此可见，患者母亲的病故是一个导火索，虽经咨询治疗好转，但又遇上"非典"，心理压力较大，认为末日来临，惊恐不安。针对其心理冲突，治疗师对其性格特点进行分析，对患者进行心理疏导，让其认识自己的性格弱点，分析自己存在的自私心理和虚荣心，进一步改变她对自己的认识。因为患者崇拜和尊重治疗师，当治疗师指出她的弱点时她并没有表现出反感，而且极为信服。

治疗师同时鼓励她走出去工作，并与其保证一般工作不会影响身体健康；同时从侧面告知她的丈夫，不要事事处处对她关心过度，要让她多做些家务，支持她出去工作。经过一段时间的锻炼，在第五次访谈时，患者已到了一家公司当会计，而且到外地出差，工作情况一直很好。

心理解析

　　从社会发展观和人性来讲,生离死别都是人们所经受的痛苦体验。尤其是突如其来的亲人亡故,都会给生者带来较严重的心理创伤。本案例患者所表现的种种心理反应,无疑全部来自她痛苦的心理体验。况且是她在给母亲喂饭时出现了意外,令她难以接受并十分自责。这一点常人都是可以理解的,一般随着时间的延长个体逐渐会平静下来。该患者之所以出现长时间的痛苦,与她的个性密切相关。她平时性格孤僻、心胸狭隘、追求完美,做事情谨小慎微,又比较固执,一旦出点状况,就不会原谅自己。所以,她认为母亲的窒息死亡与自己有关,内心充满了矛盾和对自己的怨恨。母亲病后自己照顾得比较多,从潜意识层面对其他姊妹难免会有内心的埋怨,又不肯表露出来。心里的痛苦导致她终日不思饮食,产生了睡眠障碍,对生活产生悲观情绪。治疗师经过对她进行共情的心理支持,以及对她照顾母亲所付出的亲情进行肯定,使她认识到母亲的猝死并非她喂饭的必然结果,她慢慢地打开了心结。

　　同时,在治疗的过程中该患者对治疗师的态度发生了改变,对治疗师表露出特殊的感情,过于依赖和崇拜治疗师,把治病师当作神。毋庸置疑,这是产生了移情。正性移情有的有利于治疗,有的则妨碍治疗。如果有利于治疗,治疗者可以听之任之,不去理它,仍保持其固有的中性态度[6]。此时,治疗师一定要清楚地意识到自己的处境和地位,这是治疗过程中必然出现的现象。治疗师一定要超脱自己,善于利用这一移情,循循诱导,让患者认识到建立一个良好的人际关系的必要性。当这些从无意识过程中所暴露出的病态或幼稚情感及人际关系成为意识过程的内容时,这种不成熟的或焦虑性的心理防卫机制就减弱了。对于此种正性移情,治疗师巧妙地利用其丈夫对妻子的爱抚和关怀,使移情转移到夫妻关系的正常轨道上来。鼓励她在丈夫的呵护下,积极走出去,适应生活,重新开始新的工作。

三、农村老汉的心病

当一个老汉在亲人的搀扶下,气喘吁吁地步入某地精神卫生中心的大门时,他的内心是非常不安的,忐忑的心让他忧虑和焦急。患病半年多来,他跑了很多家医院,每次都是带着希望去,伴着失望回。几个月过去了,他胸闷、气短的症状没有好转。他暗暗在想:"我的病没得救了,只能听从命运的安排。"

当轮到老汉就诊时,医生亲切地询问了他的病情,并耐心、细致地了解了他发病原因、家庭情况、个性特点等。后来又给他做了详细的体格检查,并查阅了老汉以前的病历和各种检查单。医生全面地掌握了他的诊疗过程和全部的病史资料后,胸有成竹地告诉他:"你所患的不是呼吸系统的病,你不要紧张和担心,住院以后我们会有办法帮你缓解病情,消除症状,但需要你很好地配合我们。"

于是老汉很快被安排到心身疾病科的病房进行住院治疗,经过不到一周的时间,他的脸上露出了欢喜的笑容。那踌躇不安、焦虑忧愁的神色已消失得无影无踪,胸闷、气短的症状也荡然无存。

那到底是什么原因让老汉感到呼吸困难、胸闷、气短和忧愁焦虑呢? 他所患的究竟是什么病呢? 医生的结论是癔症性呼吸困难(新的疾病分类标准称之为分离转换障碍)。它是癔症的一种转换性躯体障碍。也就是说老汉在患病以前有某种心理矛盾和冲突,医学心理学称之为症结。专科医生在询问病史时,发现患者发病时有明显的诱因,加上老汉的人格特点,所以才确定他是心理疾病,需要心理暗示治疗。要想治好老汉的病,必须弄清楚他的不适和痛苦与发病原因的一些关系,让他逐步认识到自己人格特点与发生症状之间的关系。

故事还要从他的原生家庭说起。老汉在本地家族中颇有威望,平素为人老实,但心胸狭窄,胆小怕事,一旦遇到什么不好的事从不对别人说,常生闷气。就在发病前的一个月,由于家中的两个儿子在外面做生意,赚了钱,没能控制好自己的欲望,就在外边养情人,整天不回家。两个儿媳妇发现后对此非常不满,只能对老汉说,但老汉又管不了儿子,只有气愤恼怒、焦虑忧愁。老汉又很爱面子,这件事令他被人耻笑,在村里抬不起头来。这种激烈的心理矛盾和冲突让他无法摆脱,就表现出了把这些心理痛苦转换成某一种身体不适的症状,借以宣泄、缓解或掩盖心理矛盾冲突所带来的痛苦感受。实际上这是患者的一种对现实生活环境的心理逃避或心理防御,一旦这种症结被解开,他的各种症状都会随之而消失。

一个月后,老汉迈着矫健的步伐,笑逐颜开地走进诊室,激动地握着医生的手说:"是你把我从痛苦中拯救出来,谢谢你!"当他走出医院大门的时候,迎接他的是崭新的生活。

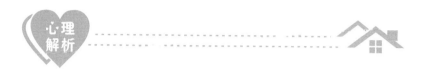

心理解析

　　患者来自农村的一户大家庭,在村里有较高的威望,文化程度不高,传统意识较浓,为人耿直,很爱惜颜面。当他得知两个儿子在外做出有辱门风的事情时,心里非常恼怒,又感到在村里损失了颜面,丢人现眼。两个儿子现实生活的道德伦理错谬给具有强烈传统道德观念的老人带来了重大的冲击,使其内心形成了极大的冲突。摆在面前的事实让他在村邻面前无法抬头,整天生闷气,内心冲突体验的淤积无处排泄,久而久之形成胸闷气短、呼吸不畅,甚至发作性呼吸困难。

　　其实,日常生活中,当人们遭遇长久的心理压抑时总是要寻找排解的出路的,许多查无原因的躯体不适大多是心理压抑的结果,但这些问题的发生和表现往往不被自己所意识或认识到。人们生存在自然和社会环境的相互作用中,生物学理论认为,人的许多生物特质是与生俱来的[14],其本能与生物需求有关,只是人具有更高级的学习认知能力。所接收的各种信息都会被人体的高级感受器感受到,无意识或有意识地被记录下来。人脑的功能是目前生物最为发达、最具创造力的生物器官。因此,各种信息都会作用于我们的感知器官产生不同的效应。人的个体差异性是很大的,意识和潜意识在每个人的内心深处能量的作用也是不同的。两个儿子的不轨行为与老汉的传统道德观产生了激烈的撞击,这让他在现实的意识层面很难堪。他没有意识到人的思想、行为在环境或经济的作用下是会变的,他的儿子就变了,尽管他们明知是错误的、不理智的抑或不道德的,但是,为了现实需求没能控制住自己的行为,犯下了错误。古人云"子不教,父之过",他认为儿子做出有辱门风之事,他是难辞其咎的,是自己没把儿子教育好。他忽略了时代的变迁,人在不同环境中的变化,况且两个儿子都去了城市,不在他身边,他鞭长莫及。他因此出现了心理内化问题,这些问题发生在"个体内部",被称为"过度控制的、过度抑制的或害羞的焦虑"问题,又称为情绪问题。所以,他只有选择自责,进行自我压抑。被压抑的难以言表的内心痛苦(症结)此时要另寻出路,因此致使他出现心胸憋闷、呼吸困难等躯体形式的症状,这是一种心理障碍转嫁所致的躯体化,产生了貌似呼吸系统疾病,实则为心理疾病的问题。人们在一般情况下很难意识到它的转化,哪怕是其他专科医生也很难意识到这一点。所以,只有发现或寻找出了病根,打开了心结,症状才会缓解。

四、心胸憋闷、焦灼不安的中年妇女

一对年轻夫妇扶着一位四十多岁的中年女性走进诊室,来看医生。被扶着的中年女性面带病容,一脸焦灼不安。她刚进诊室的门就急促地诉说自己的痛苦,回忆说自己心里不舒服已经有半年多了,而且时轻时重。自述自己最近二十多天来每天彻夜难以入眠,情绪低沉,心胸憋闷,出气困难,已经去了多家医院,用了不少药物治疗,仍然难以缓解。年轻夫妇是她的女儿和女婿,他们因为母亲的病也很长时间没能去上班,一直陪着母亲。他们对母亲的病十分关心,每次都陪同母亲去医院检查、治疗,但总是不见成效,他们为此十分着急。

治疗师接诊后,做了一些相关的检查,并没有发现患者身体有什么异常。治疗师询问其发病前是否有明确的和重大的生活事件发生。他们说，也没啥大不了的事儿，只是在发病前，大儿媳买了一部很贵的手机，母亲说了一句，买这么好的手机干啥用，大儿媳没有理睬她，也没有再与她说话。于是她就开始感到心里很不舒服，随后出现胸闷、失眠、心烦难受、情绪不好、食欲不振、逐渐消瘦，感到生活也没意思，病情逐渐加重。

根据以上情况，治疗师初步判断来访者存在抑郁和焦虑，同时与一定的心理因素有密切的关系，建议配合心理治疗。按照预约的时间，来访者准时走进心理治疗工作室。

治疗师真诚地接待了她，详细了解了她的病情之后，与她交流了一些生活和家务问题，从中获得了她的一些个性特点的信息。沟通中发现她是一位个性很强的女性，出生在一座景色秀丽的县城，家中经济条件富裕，二十二岁出嫁。丈夫大她两岁，家庭条件也不错，可谓门当户对。丈夫为人较为温和，家里大事小事都由妻子做主，婚后两人生育两男一女，大儿子和女儿都已经结婚，事业干得红红火火，小儿子还考上了名牌大学，一家人的日子过得是幸福美满，其乐融融。遗憾的是她总感觉儿子大了，成家以后不听话了，啥事都由着自己的性子。她让儿子干个啥,儿子都听不进去,总是自作主张,与她的意见往往对立,这使她心里很不舒服,经常生气。其实她儿子很孝顺,不愿意让母亲生气,经常劝慰她,并答应按照她的意见去办事,但到了实际做事的时候,还是我行我素。所以,儿子的这些行为让她非常窝火,她睡不着觉,吃不下饭,身体日益虚弱,心口像堵了块石头,焦灼不安。尤其是看到大儿媳花钱大手大脚,说吧大儿媳也不理睬,更让她心里不舒服,难以接受大儿媳对她的这种态度。

治疗师弄清了事情的来龙去脉,让她尽情倾诉,指导她进行自我分析。治疗师在倾听了她的诉说后发现,她受过良好的教育,高中学历,而且在学校也是一名优秀的学生,无论学习成绩和生活,还是人际交往,都彰显了自己的优势和争强好胜的性格,从不甘心落后于别人,总是强人一筹。

在咨询的过程中,治疗师首先肯定了她的个性优点和她生活中的强势给这个家庭所带来的益处,同时引导她进行自我分析。"自己非常辛苦地把儿子拉扯大了,始终呵护有加,总是希望儿子长大成人有所成就。一转眼儿子真的长大成人了,成家立业了,但你自己是否还像是对待小孩子一样来对待他呢? 儿子在你的培养教育下,已经自立门户,是否必须听从父母的安排呢? 还是应该让他自己锻炼成长,鼓励他独立做事情呢?"在这些问题中,治疗师不断地启发来访者用她自己成长的经历和经验证明自己是否成功,孩子能否有自己的见解。治疗师提出这样一个问题让来访者进一步剖析和思考:如果孩子与父母在某一件事上的意见不同如何处理? 包括孩子家庭经济收入的支配权,随意支配自己的资产是否需要父母的同意。让来访者认识当今社会的家庭状态,青年的生活方式和意识形态,并让来访者下次把自己的想法和问题整理一下再来陈述。

第二次来访时,来访者满面春风,忧愁焦灼的病容荡然无存,不用问就主动诉说上次心理咨询的感受。她说,上次谈了之后就感到心中淤积和不快一下子消散了很多,胸闷缓解了,心里舒坦了。

来访者感慨地说:"回家后按照您提出的问题自己做了反思,想了想确实是自身的问题,就是个性太强了,总是让一家人都围着自己转,都听自己的,做事情都要顺着我的意志行事。没想到个人有个人的想法,都不是小孩子了,但我总是拿他们当小孩子看待。其实,他们包括大儿媳都很通情达理,很孝顺,我应该知足了。有些事回想起来我确实管得太多了,不该操的心也操,不该管的事也管,结果是自己累,自己窝心,弄得大家也不安生,还整天为我担心。比如我大儿子很有能力,开了几个商场,投入了不少钱,但我总是担心他会赔钱,就念叨他做的不对,不该这样做,应该把钱存起来,这样比较保险。我儿子说存钱能有多大的利润,但投资商场利润就大得多了。您帮我分析了我的心理状态,给我讲了当下的形势,我感到儿子经商的思路还是有一定道理的。也感到年轻人的想法与我确实不一样,做生意有赚有赔,总是守着钱,怎能赚钱。孩子的事让他们去拼搏,是我干涉太多了,反而成了他们的绊脚石。"

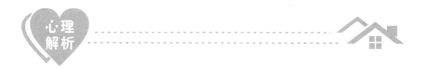

这个案例反映的是一个家庭内部意识形态的撞击,也反映了现代社会新旧理念的反差。该中年妇女生活在较为优越的家庭环境中,自幼养成了孤傲、强势、高人一等的霸权个性。不可否认,她本人的能力很强,成就了她的中心地位和家庭的兴旺,也满足她的个人欲望和心理需求。正是她的自以为是、高高在上的家长做派,忽略了家庭其他成员的心理需求,无形中影响着下一代自我发展的空间。家庭内部短时期内不会显露明显的裂痕,或其表面现象看起来似乎平静,但家庭成员各自的内心深处已逐渐萌发了矛盾的种子。子女不经意中会对长辈的过度干预采取不予理睬的态度。尽管没有做出"明枪实弹"的对抗,但这种温和的对抗也引起长辈的极大不满。当事人心想毕竟自己也不是那种不明事理的泼妇,况且还要顾及家庭的颜面和自我的体面,所以只有自己采取压抑的防御措施来表达内心的不满。前面所表达的种种躯体症状,足以让她把内心的痛苦和不安淋漓尽致地呈现出来。当然,其中隐藏着她本人爱面子、争强好胜的需求动机和对社会现实的认知偏差。该来访者毕竟和子女不是一个时代的人,他们对生活的感悟是有很大区别的,理解和决策也就存在较大的差异性。孩子成家立业,有了自己独立的生活,其中也继承了她的很多优点,而她自己的角色并没有很快转变过来。因此,她这种对环境的知觉、价值观及解释影响了其对所处的社会情境的判断,出现了该阶段的认知失调。即从认为自己是这个家庭的主宰者和强者,到子女长大成人后对她态度的改变,使她觉得其实自己在这个家中并不是主宰者,子女也需要脱离她而要有自己独立的生活这样认知时而产生的不舒适感、不愉快的情绪[15]。

她的诸多身体不适症状如失眠、胸闷和情绪问题来源于她的家庭中心地位的变化,以前的自我为中心随着儿女的长大成家被淡化和取缔。她因一句话没被理睬而开始生气,又不便发脾气,自我压抑,所以暗气暗恼,以致心理失去平衡,产生了抑郁的症状。

心理平衡是指人们用升华、幽默、外化、合理化等手段来调节对某一事物得失的认识。我们之所以用心理平衡一词来形容人们的心态心理平衡与否,是因为它对人体健康影响很大。世界卫生组织(WHO)曾讲,心理健康是人类21世纪最严重的问题。《黄帝内经》说:"百病生于气也。怒则气上,喜则气缓,悲则气结,惊则气乱,劳则气耗……"所以医病先医"心"。现代医学也发现,人类65%～90%的疾病与心理压抑有关。紧张、愤怒、敌意等不良情绪容易破坏人体免疫系统,使人易患高血压、冠心病、动脉硬化等病。该女士胸闷、情绪不好等症状正是压抑的结果,庆幸的是她及早发现,尽快解除了心理淤积。

人的思维活动是大脑高级功能,思考会使大脑分泌激素——肾上腺素、去甲肾上腺素、β-内啡肽等。如人气恼、发怒、情绪紧张,大脑就分泌过多的去甲肾上腺素,易引发疾病。如把事情多往好处想、心情舒畅,人脑就会分泌出强身健体的"益性激素"。已知引起人们快乐的"益性激素"有二十多种,最强烈的"益性激素"是β-内啡肽,它的快感效力是吗啡的 5~6 倍。大脑能够分泌如此快感的物质,是否意味着:心地善良做好事——产生"益性激素";贪婪纵欲做坏事——产生"毒性激素"。科学家认为,开心的笑可能是最好的心理平衡机制。

五、"祸起萧墙"的少女情怀

2018 年的年初,某海滨城市的一个医院家属院发生了惊人的一幕。一位四十五岁左右的未婚女子突然将她的母亲连砍数刀,自己又跑到医院的保安室报案求救。事情发生得非常突然,让人难以预料,后来经证实该女子有精神障碍病史十六年之余,因心情烦闷与母亲吵闹,愤怒之下,从厨房拿起菜刀把母亲砍伤。经家人同意,保安将该女子送入了精神科病房。在医护人员的精心治疗和心理疏导下,住院半个月后患者情绪稳定,病情好转,对此事表示后悔。她非常关心母亲的伤势,多次向医生询问母亲的情况。她说，如果母亲有个好歹，自己就没法活了。当医生告诉她，她的母亲没什么大事时，她双手合十，不停地祝福。

医生为了进一步了解患者发病的情况，以及她为什么对母亲进行如此凶残的伤害，专门组织了全科医师会诊，对她的发病过程及多年的病程变化进行了系统的调查。

医生通过病史调查和精神检查发现，该女子从小就非常聪明好学，在学校成绩优良，获得了很多奖状，十八岁考上大学。在上大学期间发病，据说可能是学习压力较大，脑子逐渐变得迟钝了，学不会了，感觉脑子很乱，晚上也睡不着觉，以后就神经错乱了。当时症状主要是对父亲反感，并认为父亲对自己不怀好意，要强暴自己。经常感觉家庭的气氛不好，家庭容易出现矛盾，自己容易发脾气，砸东西，打人、骂人，时常骂父亲，弄得父亲都不敢进家门，搬到外边去住。他们发现女儿精神异常后，也曾带女儿到省里某医院就诊，女儿被诊断为精神分裂症，经住院治疗好转。

她患病二十多年来，情绪波动较为明显，心情好的时候可以工作，情绪不好时容易发火，损坏家里的物品，与父母打闹。曾服用药物治疗，病情相对稳定，但还是时有发作。这次出现伤人事件是因为近段时间住处附近有建筑工地,声音嘈杂,影响到自己的生活,心情烦闷,要求母亲去工地制止施工。母亲耐心给予解释,说是政府项目工程,而且是按照政府规定时间施工,中午和晚上并不影响休息,让其慢慢适应。而她自己却认为母亲没能帮忙去制止施工,心里很反感,发生言语争执,母女俩就因此争吵,动手相互拉扯。女儿此时已非常激愤,控制不住自己的情绪,随手从厨房拿起菜刀,砍伤了母亲。至于怎么伤的,伤到什么部位她都记不清楚了。现在经住院治疗病情好转了,她回想起来表示很后悔。

医生询问其发病这么多年来,病前是否有什么诱因,她说很难回忆起来。医生就让其回忆自己小时候的成长经历,该女子想起一件让她印象很深刻的事情。说是在其小学升初中的时候,自己留有两条大辫子,而且非常喜欢自己留辫子的模样,经常听到邻居对自己的夸奖,心里总是美滋滋的。有一天,父亲未经自己同意,就粗暴地把自己的辫子剪掉了,当时她很生气,从那时起就记恨父亲。后来发病了,她就认为父亲对自己有坏心,讨厌这个家,发病期间曾几次出走,一个人跑到另外一个城市。当她回忆起二十多年前生活中的一些事情时,说非常怀念少年时期的无忧无虑,感觉那时候特别开心。该女子承认父亲是个好人,但对其剪掉自己辫子的事情,仍是耿耿于怀,并说与自己生病是有关系的。从那以后她就很少有过快乐,发病后也是情绪较为沉闷。该女子发病后就特别讨厌父亲,不让父亲在家,动不动就骂父亲,并说父亲对自己不怀好意。家人没办法,只能让她与父亲分开住。多年来她的病情时轻时重,也未结婚成家。

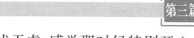

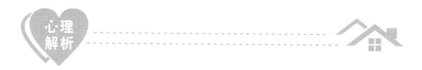

这个故事反映出一位青春期少女的爱美情结和美好憧憬被他父亲无意之中给破坏了,留下了心中永久的痛,以至于后来发生了抑郁和躁狂发作的精神障碍问题。

青春期是青少年心理较为脆弱的窗口阶段,从生理、心理方面,青年早期到青年期是由不成熟走向成熟的阶段,此时,生理发展和心理发展是不协调的。这个时期,青少年的心理也处于一个相对紊乱的状态。他们的身体发育和各器官发育是相对较快的,而心理发育则相对滞后于身体的发育,这与他们所处的社会环境和生活经历密切相关。由于心智发育不成熟,情绪控制能力、自我约束能力都比较差。特别突出的是第二性征的发育,生殖器官趋于成熟,有了较强的性欲,对自我形体的关注等。此时期青少年最容易产生敏感和想入非非,在向成人过渡的期间,希望自己能像成人那样行事,也希望别人像对待成人那样对待自己。然而他们还不具备成人所具备的心理素质和能力。因此他们内心很容易产生矛盾和冲突,处于很不稳定、很不平衡的状态,很容易受到伤害[16]。该案例中的父亲正是在女儿青春期粗暴地干预了女儿的心理意愿,可想而知,一个正在走向成熟的妙龄少女,对自己的头发看得非常珍贵。正在青春期的少女,无论是她的体态或是一头秀发,都散发着无限的青春活力和美丽动人的生活气息。在她无限憧憬的美好年华里,她的父亲却无意伤害了她的自尊,让她脆弱的心灵承受了意外的打击。因而出现了她的郁闷寡欢、心烦易怒,以及对父亲的不满和敌视。

青春发育期的不成熟心理或紊乱的心理状态,经过不良事件的进一步心理发酵,会出现心理障碍症状。如果没有及时发现和有效干预,症状可进一步加重,这种由量变到质变的过程就形成了精神病的病理症状,发展成认为父亲对她不怀好意。因而她谩骂、敌视和攻击父亲,在家里表现为暴躁、损物行为,以至于被诊断为精神分裂症而久病不愈(若以新的诊断分类标准判断,此诊断、治疗有误),后来出现激惹、伤人行为等。该案例从另一个侧面说明,多种精神障碍所表现出来的症状,认真分析起来,症状背后大多有故事,可能存在大量的潜意识的心理内容和不易被人发现的生活信息,而这些信息投射出心理伤害在精神病发病过程中是不可忽略的重要因素。在日常生活中,正是这些常被家人忽略的致病因素不能及时反馈到医生的病史资料中去。因为这些生活信息或许是造成心理创伤的外部环境因素,可以帮助医生尽可能避免漏诊。所以,无论是医生还是患者及家属,都不可忽略或遗漏将重要的生活信息和发病信息传递到病史资料。因为它可以帮助医生在诊疗过程中做出准确的判断和制订适合患者的最优治疗方案。

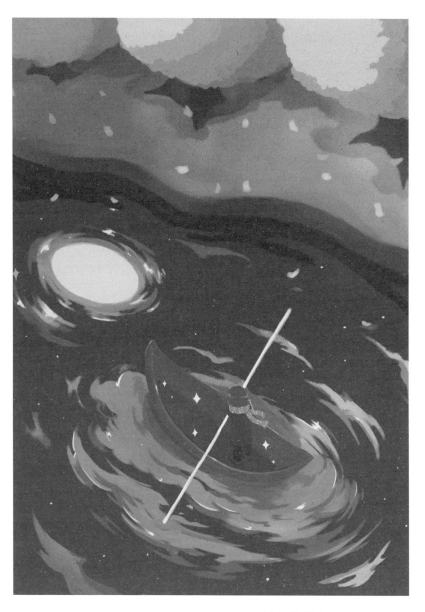

郑州师范学院　安小雨/图

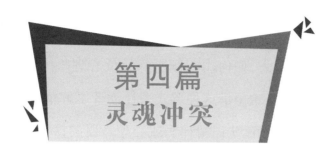

第四篇
灵魂冲突

　　此篇将以案例原型的方式呈现当代家庭现实生活的故事,以便读者更好地理解心理障碍的判断与治疗,能全面透视心理障碍或精神疾病的整个诊疗过程,以及诊疗所需要考虑的诸多因素和信息,进一步走进心理障碍人群及他们的家庭,从更深层次分析心理障碍可能形成的原因。在真实的精神科医生问诊的情况下,读者会逐渐发现其他疾病科的医生问诊和体检不过十分钟就可做出初步诊断,而精神科医生在做精神检查时,对比较配合的患者也要用三十分钟左右的时间。本篇的案例简要介绍了精神科问诊的相关内容、精神科检查、必要的专科辅助检查、诊治原则等,通过这一过程读者可以发现精神科医生问诊时还会从人文角度关注他们的家庭生活,制订医疗康复行为策略,以此来达到更好的治疗效果。这一篇所涉及的案例仅仅是普通精神科门诊病历书写格式的摘要,在叙述的同时也从某一侧面反映精神科医生在接诊过程中如何规范自己的工作行为,如何用心倾听每一位心理障碍者(或问题者)的倾诉。希望借这种形式来让读者了解精神科医生的工作,正确理解、认识精神病或心理障碍的诊疗过程,消除大众对精神障碍、精神卫生工作的偏见和误解。

一、他为何反复洗涮

基本情况:男性,三十一岁,大专学历,中共党员,某化工厂工人,未婚。

主诉:怕脏,反复洗手、洗衣服八年,影响正常生活和工作三年。

现病史:自从他大学毕业后,其父为他在工厂找了一份工作,当时他不大满意,但其他工作又不好安排,只有先干着再等待时机换工作。尽管他对自己的这份工作不乐意,但工作起来还是很认真,成绩也非常突出。因为客观现实的种种原因,一拖几年也没能找到更理想的工作,他心情十分郁闷,更加厌倦在这家工厂工作。厂里化工原料处处可见,到处是刺鼻的气味,好像自己身处污染之中,心里特别难受。他一回到家就马上换衣服、洗手。慢慢地,他清洗得越来越频繁,洗的时间也越来越长,逐渐发现自己与其他人不一样,上班时总是害怕其他人或物品碰到自己,一碰到自己就心里不舒服,必须脱掉衣服去洗,反复多次洗手,总是担心洗不干净,洗了还洗,直到自己认为洗得可以了方能罢休。就诊时他双手已经洗得发白,并有多处掉皮的伤痕,其内心十分痛苦。

既往史:无重大疾病及传染病病史,自幼发育良好,无不良嗜好。

个性特点:病前性格开朗,爱交际,人际关系尚好,做事认真,个性较强,追求完美,不甘落后,事事都想比别人强。

家族史:两系三代无类似病史,也无其他遗传病病史。

体格检查:躯体、器官及神经系统无明显异常。

实验室检查:心电图、脑电图、血常规、彩色多普勒超声检查均提示正常。

心理评估:SCL-90[①] 提示躯体因子、强迫因子、焦虑因

---

①注释:SCL-90 是一种心理测量量表,即 90 项症状清单的缩写。

子、人际交往因子显著超出正常值。

精神检查:看上去他温文尔雅(未发现精神病性症状的其他问题,省略),存在明显的焦虑表情,稍有些紧张、局促不安情绪反应。衣着整洁,情感适中,自述病史,对发病经过叙述得很有条理,对内心矛盾的分析及见解合理并能让人理解。患者自己强调:"我什么都懂,道理都清楚,明知道没有必要反复洗涮,但是心里难受,就是改不了。"他自己非常痛苦,因此也不愿找对象,所以至今也未结婚。

诊断:强迫障碍(强迫症)。

治疗:药物+心理治疗(认知行为治疗)。

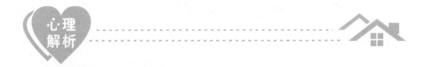

心理解析

患者是一名大学毕业后在某化工厂工作的工人,由于内心不接受目前的工作,但一时又找不到其他合适的工作,无可奈何下只有接受现实。出于对自我的过于防护,以及对化工厂环境认识存在偏差,所以,他总是以为处处会被污染,使原本追求完美的性格更加张扬。

他每天虽然能够坚持上班,很好地完成工作任务,可当他每次回到家时,就感到焦虑不安、痛苦万分。因为他要去无休止地洗涮,反复洗手,更换衣服,本来别人下班要轻轻松松地陪家人聊天,或外出娱乐,或与女友散步、看电影。而他的时间全被这些无聊的重复的洗涮给占用了。他从内心并不想这样做,并极力地想控制这种行为。但是,越想控制心里越难受。只有去反复地做,心里才舒服一些,他感觉自己将要崩溃了。

当与该患者交流时,他不否认当时工作认知方面的偏差,片面地认为化工厂存在较大的化工原料污染的可能性,可是那么多的工人和技术人员都在同一个工作环境,为何他会发生这种情况,这让他疑惑不解。当深入交流时他无意中流露出他上学时是学生干部,而且大学里就入了党,比别的同学都要积极上进,工作分配时也表了决心,服从上级安排,工作岗位绝不挑肥拣瘦。当时他以为一个大学生无论如何也不会到工厂当工人,而且是化工厂。所以,他是不情愿到这个工厂工作的。在他大学毕业那个时期找工作是带有人事编制的,尽管心里不乐意,但他认为还是先接受为好,工作一段时间以后再做打算。不料一拖数年工作也没能调整。心理冲突从此就开始了。试想一个思想先进的共产党员,在工作中还怕苦、怕脏,自己内心深处感到不安,所以工作中任劳任怨,个人工作完成得很好。可一回到家里就反复洗涮，洗手、洗衣服，重复怕被污染的这些强迫动作。这些行为是一种表象，深入分析起来，应该是内心深处的一种投射。实质上他洗的是自己的思想，从潜意识层面他认为自己的思想是脏的，为了缓解内心的冲突和压抑，用一种反复的强迫行为表达出来。他清楚地认识到，别人在同一个环境里都干得好好的，唯有自己不安心工作，从道德情感上讲，这违背了自己的初衷。由于他本人追求完美，做事认真，争强好胜，与他现实不安心留下工作的心态形成了激烈的撞击，酿成了他内心的矛盾和冲突，这种内动能的心理矛盾就是他强迫行为的问题所在。

在强迫症的诸多案例中，症状的解释是患者在没有分析者的任何提示或干涉的情况下自己发现的；它的起源不一定都是幼年时的已被遗忘的事件，也可能是患者成年时的仍记忆犹新的生活[16]。看得出来，他是在以强迫性行为去缓解内心深处的焦虑和不安。要想解决强迫行为，就要感知他焦虑的深层心理活动，我们不能只是看到了海面上泛起的浪花，而要探寻和发现更深、更多的被藏在海面之下的东西。一旦发现了症状的根源，强迫行为就失去了意义，纠结和痛苦的心理问题就会逐渐缓解。看到这里，也许大家明白了他强迫行为的实质性问题所在,这也是医生帮助他在探寻自我、认识自我、唤醒领悟自我以达到升华自我的目的所激发出来的内动能。

二、源于噩梦的惊恐

基本情况:男性,二十七岁,未婚,现役军人,军校在读博士研究生。

主诉:突发紧张、害怕、恐惧、出汗多、手足发凉半个月。

现病史:自述半个月前夜里做了一个噩梦,不可思议,场景非常清晰、鲜明,感到十分真实,像是自己在生活中发生的事情,后来被突然惊醒,才知道是在做梦。醒来之后再也无法入睡,直到第二天天明仍感到心有余悸,忐忑不安。此后的日子里,他脑子里全是那晚梦里的场景,惶惶不可终日,从此没有了学习兴趣,也不想见人,整日生活在痛苦之中,好像到了人生的终点,每日"如临深渊"。在初次来咨询的时候,他感到非常无助、非常无奈,面临毕业论文答辩,可他目前根本没有心思整理论文。如果他今年不能毕业,就会延迟毕业。因此心理矛盾和冲突日益加重,他整日在焦虑、困惑、痛苦中备受折磨,无奈之下,来到精神病医院求治。

既往史:无重大疾病及传染病病史,自幼发育良好,无不良嗜好。

个人史:一年前曾谈过一个女朋友,但是因两人性格不合最终分手。

个性特点:小时候性格温和,人们常夸赞他像个姑娘一样。长大了以后他常感到自己不像个爷们儿。

家族史:两系三代无类似病史,也无其他遗传病病史。

体格检查:无异常,身体发育良好,看上去很健壮。

实验室检查:心电图、脑电图、血常规、彩色多普勒超声检查均提示正常。

心理评估:SCL-90 提示抑郁因子、焦虑因子、人际交往因子显著超出正常值。

精神检查:意识清晰,仪表整洁,思维有条理。焦虑面容,愿意陈述自己的痛苦,对治疗要求迫切,叙述过程有些遮掩,顾虑重重,很不好意思。他说自己参军已八年,在军校学习压力较大,总感觉日子过得太慢,时间难熬,所学专业又是一个非常保密的专业。自己心理压力也很大。说自从做了噩梦之后,就一直担心自己变态了,担心自己会变成女性或同性恋。为了进一步了解患者做梦的内容,在取得患者信任后,他才吞吞吐吐说出做梦的场景。说那天夜里,他梦到了与性相关的内容,梦里的自己变成了女性,赤身裸体地躺在床上,长了一对乳房,并发生了一些性行为,还有一些难以启齿的梦境。

诊断:焦虑状态。

治疗:抗焦虑治疗+心理治疗(精神分析疗法)。

身为现役军人,患者已在部队服役八年之久,因为所学专业的特殊性,所以保密性很强。因此,工作环境和人际交往较为封闭和受限,心理承受的压力很大。根据患者自身人格基础,他小的时候较为温柔,邻居评价他像个姑娘,曾经谈个女朋友又分手了,这或许给他内心造成了一定的影响。患者来医院就诊是因为做了一个自己认为非常特殊的梦,内心感到不安,而这种不安逐渐加重。随后出现了失眠、恐惧、担心,脑子里总是反复出现以前的梦境,让他惶惶不可终日。这种现象对他一个高学历男性来讲应该不是大问题。但从他担心害怕、紧张焦虑的神情可以看出他性格方面的缺点。他属于那种谨小慎微、胆小怕事的性格,做了这样一个噩梦让他惶恐不安,并担心梦会变为现实。而他目前又面临毕业论文答辩,更是焦头烂额,处于非常痛苦之中,难以自拔。可事态还在发展,甚至一到夜里还会想到梦与性相关的内容,担心自己变成了女性,长了一对乳房,并再次呈现发生性行为的映像,还有一些不好开口说的梦境。以上所有的痛苦症状是一种急性焦虑障碍的表现,其原因可以依据精神分析原理、行为主义学派及认知学派进行分析解释。

心理动力学认为,焦虑来源于内心潜在的精神冲突或恐惧,或是童年时期被压抑的内心体验在一定的条件下激活的结果[17]。该患者在军校八年的生活中,由于所学专业的特殊性、保密性,几乎是与世隔绝的,与女性接触的机会更少,谈的女朋友也分手了。可以想象,他的个人生活是多么压抑。青年男性的生理需求与现实环境的冲突本就形成了焦虑的导火索,欲望的冲动在梦境中实现是可以理解且无可非议的,但对于一个现役军人来讲,他一方面渴望着愿望实现(有关梦境的性欲场景),另一方面他的超我意识严格监督了他的本我,启动了他的焦虑问题。可为什么他会出现性变态的梦境和担心自己会变性呢？这是否与他童年时期发育过程中的事件有关呢？他在心理治疗过程中曾回忆，别人说他长得很文静，像个姑娘，这或许就是他最担心的问题。加上梦境的强化，丰富了他焦虑的内容。

本案例运用精神分析疗法解释他的梦境是非常有意义的。一个不涉及梦的精神分析，就不是真正意义上的精神分析。精神分析强调的是潜意识，而梦是非常重要的潜意识材料，所以，如果患者也把注意力转向梦，就相当于间接接触到自己的潜意识。

梦可以揭示包括核心冲突在内的全部潜意识秘密，是通向潜意识的捷径。之所以与性相关的梦让他惶恐不安，是源于他多年的压抑，如环境的压抑、生理的压抑和一位军人所应遵守的纪律和道德规范的压抑。梦境激活了他童年的记忆，启动了性变态意识与梦境的结合。通过对这个梦的分析，他才发现，他是希望通过性来获得某种具有逃避现实色彩的心理实质。这种发现和领悟，揭示了他的核心冲突的本质，他强烈的恐惧、焦虑情绪也就逐渐减弱、消失了。

精神分析认为，帮助患者了解和掌握梦的解析，也就帮助患者掌握了一种了解和掌握自己潜意识的工具,会加速心理治疗核心原则——自我认识、自我改变的实现。也许,当一个患者能够正视梦境,通过正确分析自己的梦境来了解自己、改变自己,就是治疗可以结束的时候了。

行为主义理论对焦虑的解释集中于焦虑障碍的症状的强化或条件化上,学习的紧张和毕业论文答辩都促使他不得不去硬着头皮应对,由于状态不佳,他的担心就更加严重,犹如火上加薪。认知学理论认为,人之所以焦虑和抑郁,是因为他心中隐藏着引发焦虑、抑郁的想法,这种想法于现实而言是不恰当的思维方式。他可能是高估了梦境事件的危险,盲目相信梦的真实性及会对自己造成不良的影响,所以就非常担心自己会在某个时间发生性变态。

三、自我剖析案例三则

自我剖析案例是治疗师接触的患者在自我痛苦中的挣扎,自愿配合治疗者回顾病前及病后的治疗过程所反映出来的生活事件。这里面治疗师没有给予任何评价,只是患者本人配合治疗师完成布置的心理回顾任务和作业。

通过完成作业的自我反省模式,患者不断地认知领悟,自我寻找解决的办法,提高自我认知能力,自觉修正治疗过程中存在的问题。家人也可通过回顾与患者交流中的体会学会帮助患者处理自身问题。

(一)纠结痛苦的回忆(患者本人的自述)

我今年四十二岁,大专学历。回忆 1992 年的一些事(患者本人 2012 年底提供)。

上学时我就很孤僻,不善言辞,表情呆板。为人老实,对人、对事不感兴趣,特别喜欢一些新奇的东西,在老师眼里我是个好学生。

我是在 1990 年和 1991 年参加两届高考均落榜的学生,无奈之下到汽修厂当了一名钳工。当时汽修厂地处某县,那里除了空气新鲜、一模一样的厂房,就是大约占八成的青年工人。来自省城的工人每天都要早起乘班车上班。

我前两个月干活很有劲,后来就觉得吃力了。因为不善言辞,在与同事相处中产生了一些矛盾。每当大家在一起的时候,别人跟我说话,我总是沉默,要么就是说话很冲,大家开始不喜欢我了。在这期间我还出了一次质量事故,被厂部通报批评了。还跟别人打了两次架,领导也开始对我有意见,看我的目光也不再友善,我心里很郁闷。

车间里有个女孩(注:患者在手写的稿件中,把女孩省略,暂用 UU 表示),为人处事大方,人际关系很好,受到许多男孩的喜爱。UU 走路很优雅,其实应该用潇洒更确切一些,说话慢,还拖着长长的音调。厂里曾经流传着"男人爱潇洒,女人爱漂亮"的话。我和她其实也没说过几次话,但不知为什么,我就喜欢上了她。终于有一天,在一次吃饭的时候,我说出了我的想法,不过当时由于年轻也没什么经验,说得太直白。UU 听了我的告白,说她有男朋友了。遭到拒绝后,当时我就离开了。其实我并不知道 UU 有男朋友。后来她把我说的话告诉了别人,这下厂里的"天"像开了一个洞,流言蜚语倾盆而下,车间里的人开始议论我了,指责、谩骂之声不绝于耳,人们很愤怒,其实这些人都心怀鬼胎。我的心情很沉重,感到痛苦、难受。当时正值七八月,天气酷热。我对此只有不予理睬,采取回避,其实我也不知道应该怎么办,不敢跟家里人讲,怕丢人。就这样我变得更加孤独,经常一个人来来往往。在巨大的心理压力下,于九月的一天,我第一次住进了某精神病医院,被诊断为精神分裂症,住院两个月,痊愈出院。

后来我又出现了不好的症状,听见心里有人与自己对话,内容多是社会上的一些事件。心里想的事情就会出现相应的声音与之对应,因此感到苦恼。夜里睡眠不好,后来认为邻居某书记要陷害我,出门时有人跟踪我,我很紧张,也很害怕。母亲说我的行为很怪,说话也不正常,就带我去精神病医院看病。

出院康复后,我又上了广播电视大学,拿到了大专文凭。因为自己患有精神病,找工作也困难,没有工作,也不愿谈恋爱、结婚,担心被别人嫌弃,怕处理不好人际关系导致病情复发。目前在药物作用和医生的帮助下,我对生活充满信心,如能找到工作,想找一个志同道合的异性作为伴侣,我想,我以后的生活是很有希望的。

(二)厌食小姑娘的自述

我刚上初中的时候,成绩很好。初一时,成绩在学校年级中排名前几名。初一结束时,排名落到三十多名。我从六岁时就开始学习舞蹈,并且热爱舞蹈。上初一时,我觉得自己学习不行,干脆考个舞蹈学院算了。但是,当时身材还是很健壮的,有点胖,考舞蹈学院有难度,必须再瘦一些。所以,思想上有意识地少吃一些,结果,真得瘦了些,辅导老师也说,让我保持住。初二时,我换了一个很严厉的男班主任。他对我们说，只要学不死，就往死里学。我从小在爸妈心中，都是他们的骄傲，所以，初二上半学期，在我不断努力下，进步到二十多名。当时看到成绩进步了，我又打消了学习舞蹈的念头，一门心思地抓学习，班主任也总是找我谈话，说让我以那些好学生为标杆，看看他们在干什么，说只要我坚持，就一定能考上一个好的高中，听了这些话，我更加努力了，成绩追到了二十名。

初三，我们提前十天开学，是为了适应初三快节奏的学习环境。每节课都要学三节课的内容。每天要参加无数次考试，做无数次的卷子。但那些前十名的学生，仍有时间去做额外的题，当时我也不甘落后，所以有时候就利用吃饭的时间做题，每天晚上睡得很晚。但是，起得很早，一门心思学习，连吃饭、睡觉都不去想，就这样，我的胃越来越小，食欲越来越差，最后实在无法支撑自己的身体了。班主任可能觉得我在学习上有很大的潜力和提升空间，可能也是有意培养我，所以他总是找我谈话，告诉我要怎么去做。我太在意老师的只言片语了，所以，就很努力，很努力。

吃饭前，脑子里会自己想，这顿饭要怎么吃，吃多少。刚开始吃饭的时候，有的时候思想上会战胜它，心里就会暗示自己,随便吃,想吃多少就吃多少,吃饱了为止。而有的时候,也可能因为确实不饿,或是心情不好,看着别人吃,自己就是吃不下去,感觉一点儿也不饿,是真的一点不想吃。有时候,我自己想多吃,但是看着爸爸、妈妈脸色阴沉沉的,吃饭也不往桌子上坐,也不吭声,我一点食欲都没有了。

妈妈有时候会因为我吃饭少心情不好,我爸也说我不要太在意她。有时候,看妈妈吃不下,我也就不想吃了。即使心里想吃,但是,真的感觉不饿,吃不下。吃饭的时候,当我把每天必须吃的量吃够后,脑海里就会出现"可以了,不能再吃"的声音,当然这种声音好像出现得不规律,有时我的意志会打败它,有时吃着吃着就不想吃了。有时快到饭点的时候,我会感觉到饿,就想吃点零食,但是我心里总想着"哎呀,别吃了吧,一会都该吃饭了,要不又吃不下去了",所以,就不去加零食。我其实心里也很想长胖,也想让自己身体健康。但是,每到吃饭的时候,总是觉得自己很难做到,很难多吃一些。想吃,但又怕吃。

以上两则案例自述,是治疗师向患者和家属布置的家庭作业,让他们自我回忆发病过程及相关因素,以求从中有些感悟,进而在疾病的康复过程中自我调整、自我认知,帮助自己渡过难关,在家人和朋友的支持下找到自我,回归社会。

(三)母亲的爱(患者母亲的自述)

儿子于1971年在山东老家出生,后来我与爱人在甘肃工作,1973年6月,他的妹妹出生。1974年我父亲因病住院,我们一家回武汉探望,当时我父亲病情好转后,儿子同他爸爸回山东老家看望爷爷、奶奶,那时我们回一次家很不容易。他妹妹正吃奶,就留下来和我在武汉,没想到春节一过,我父亲就去世了。我发电报让他爸爸来武汉办理丧事,他还小不方便带,这样就把他放在了老家。后来鉴于当时西北生活条件比较艰苦,工作比较忙,他爸爸经常出差,我一个人带俩孩子比较困难,我们又住在山里,与一个生产大队相邻,远离县城,所以决定他由爷爷、奶奶照看。

他在老家住到1979年秋天,由他爷爷送来,回到我们身边。其间只有春节回家看过他两次,他不肯跟我们回家。平时就是写信向他爷爷、奶奶问一下情况,寄些钱、衣物和玩具等。这期间他奶奶带他来过我们这,我们要求他留下,不想让他回去,可他奶奶执意要带他走,理由是我们这里还没有老家好,太苦。但老家有人逗他,说爸爸、妈妈不要他,给他留下了不好的印象。

他回来以后对我们有看法,觉得是我们不要他,对他和妹妹有别,对他严格。我在他上初中时发现他对我们有误解,跟他谈话,也说明了原因。虽然当时他对我们的不满缓解了一些,但可以看出他心里还是有想法的。有时他和妹妹为琐事吵架,都是他输,他嘴比较笨,他妹妹口齿伶俐总占上风,所以他心里很生气,甚至动手打妹妹。我们介入,他总是觉得我们偏向妹妹,有时我们还会说他,"你这样我们管不了你,以后叫警察来管",这对他有一定伤害。

他小学毕业后没有考上重点中学,我们没有批评责怪。他上了普通中学,在校学习成绩比较优秀,常常在年级前三名,他心情开始变得比较好,和我们的关系也好,我们经常鼓励他。他的班主任对他非常关心,也常常和他谈话鼓励他。有时候他在家里受了委屈,会向老师说觉得没有亲情感、家人对妹妹好、偏心等。可我们觉得不是什么大事,只是他心眼小,可他觉得很委屈。由于我们工作比较忙,他爸爸时常出差,他学习又不用操心,我与他交流就比较少。觉得他只是内向,不爱说话,心气儿比较高,他在初中又被班里当成了榜样,所以我们一般不太管他。后来他就考上了重点高中。

从普通中学考上重点高中,学习上有差距,学习成绩下降,所在班级纪律比较差,老师也不关注他。他回家很少谈及学习及学校的情况。到了高二,他学习成绩开始下滑,没有像在初中那样。他回家后常常自个在屋里看书或者干什么,也曾经向我说过有同学转学的事,我明确说想转学要有理由,他再没提什么。以后他的学习成绩一直提不上来,就比较急,临近高考他显得比较焦虑、急躁。考语文时他看到作文题,说头都大了。第一次高考他没考上大学,要求复读一年,可后来还是没考上。这时他变得脾气急躁,也不爱说话,有时候就躺在床上想心事,每天都心事重重。

他没考上大学,我们让他当兵他不去。当时本地的轻型汽车厂正在招工,他去当工人,在省城附近的一座县城上班,同时他考上广播电视大学计算机应用专业,业余时间他非常愿意学习。有时候他下班晚,不吃饭就急忙赶去学校。

他是管钳工,上班后开始很正常,回家除了上课、休息,在家时还有说有笑,讲班上的事、同事之间的事。后来和一个女孩很好,他们一起玩,在雪地拍照,拿回来给我看,跟我说他俩的事。1992年四五月,不知什么原因两人分手了,他就情绪低落,人也大变样。我请他妹妹去找那个女孩谈,可没有结果,最后还是分手。为此我常常跟他谈,开导他,他就略为好点。据说那女孩的姐姐悄悄看过他,说他人太老实,跟他会吃亏,不行。没多久,他在工作中出了事故,先是被电焊光灼伤了眼,又被铁屑击伤了眼。视力受到影响,工作中出了废品,还偷偷把废品丢弃,后来被发现了。工段长跟他谈话,要他写书面检查,然后在全体职工大会上做检查,给他带来非常大的压力。在厂里他不爱表现,老实干活,不会偷懒,也不会讨好领导。出了这事不敢跟我们说,闷在心里。那一段时间他情绪非常低落,在家不说话。后来厂里没让他做大会检查,他又好一些。可以看得出来,他情绪波动挺大,不过上班、学习都还正常。被处理的事,出院以后他才告诉我的。当时我一直以为他是为女朋友的事烦恼。

正值八月欧洲杯足球锦标赛期间,他晚上看电视睡得晚,早上起得早,精神特别好。有时他一边喝啤酒一边看到深夜,不睡觉。有时早早下班回家,说没活干,有时说些让人感到奇怪的话,说我们家楼上的人用高科技手段监视他，从厂里回来，有人在车上监视他，还拿手枪。我问他"你看到了吗"，他回答手枪放在裤子口袋里。这时我们感觉他病了，于是带他去医院心理科看病。他请假在家，口服阿普唑仑三天，情况有点好转，能睡觉，不再深夜出去逛街了。后来他不吃药，说吃药老想睡觉，不能上班。到了九月，妹妹高考前他非常紧张。他一面嘱咐她好好复习，鼓励她考个好成绩，上个好大学，一面又干扰她学习，甚至还出手打她。这时我们也纳闷，觉得可能是他没考上理想的大学造成的。让我至今都对女儿有歉意(因被哥哥打了)。

这段时间他精神恍惚，时而清醒，时而迷糊。可能有些事他也不一定记得。他一方面是紧张、怕人，不和熟人交流，不上班时白天不出家门，要出门也是我陪他，他没有安全感。不看电视，认为电视里有人说他(出院后说的)。他特别怕警察，甚至有天晚上他把菜刀藏起来，觉得警察要来找他，我问他为什么，他说不清楚，我问他是否干坏事了，他说没有，我跟他谈了很久，他才安心。我一直守在他身边，他才入睡。另一方面就是焦虑、着急，干什么都是急急忙忙；懒惰，不洗澡，不爱干净；疑心大，老觉得有人要害他。他有过自杀行为。第一次是感到心里难受，吃大量感冒药，到医院洗胃。第二次是割腕自杀，也是心里难受，被我发现。第三次是拿绳子要上吊，同样是心里难受，被我拦住。他指的难受，自己又难以表达。

9月29日，我们送他去某市的省医院，当时吃的是三氟拉嗪和氯氮平。这期间我们先在医院外面住，白天陪他，晚上住在民房。后来我们每周都去看他，给他带他爱吃的饭菜，陪他在医院外面转，和他聊天。慢慢地他的病有好转，住了两个月出院。在跟他的医生交流时，医生告诉我他入院情况。有一天飞机在他住院的上空飞过，他就害怕地躲在厕所里不肯出来，怕被炸死，有恐惧感。他青春期没正视生理变化，有不良习惯，有自卑感。他出院后，恐惧减轻，我跟他谈过生理方面的事，他能够正视。

出院后他正常去上班，下班后正常上课并通过了毕业考试和答辩，取得了毕业证。直到1995年他和同事闹矛盾，被人欺负，与人打架，厂里效益不好才辞职回家。病情比较稳定，但不爱与人交流，生活懒散，喜欢躺在床上看天花板。问他想什么，他说脑子空空，也没想什么，按时服药。1996年我去外地开会，他奶奶来省城住。我回来后第二天他就犯病，说有人骂他，叫他去死。第二次住院，在市里一家精神病医院，我陪着他，服用氯氮平。出院后他跟高中同学在省城某电子研究所干活，给医院安装病房呼叫装置。他挺高兴，除了在某医院干，还出差到山东、河北。那次由于我的大意，给他减药过快，造成 1997 年第三次住精神病医院，服用氯氮平。2004 年我们去拿药，向医生提出长期吃氯氮平是否好，医生建议换成罗拉，结果他又犯病住院，这是第四次。服用维思通和氯氮平直至现在。

在药物治疗和心理指导下，我觉得他犯病一次比一次轻。在这期间，尤其是服用维思通后，他的变化很明显。他的情绪开始好转，性格慢慢开朗。我们非常注意与他交流，及时疏导心理疑惑，他的话越来越多。他听音乐，看报，时不时还看书。我们要求他每天户外活动，外出购买家里的菜、粮油、生活用品，以及处理家里对外的各种事情等。他慢慢地能看一些电视节目，开始见人打招呼，同院里的人聊天，亲近并关心我们，常常与我们一起聊天，基本恢复正常。他面部表情正常，脾气也有变化，恐惧基本消失，焦虑减轻了，向正常发展。

2009 年他开始上班，当保安。一开始很不习惯，害怕，拘束。后来习惯了，与同事相处不错。2010 年他所在的那个公司未中标，他被解聘。当时我们都不在省城，他因为不上班独自在家，我怕他过不去这个坎，电话中安慰他，谁知他很坦然。劝我，不要让我为他担心。我感觉他的病大好,自信心有很大提高。但是心里有人与他对话的情况一直都存在,需要解决。他同他爸爸的关系一直不好,心里老有怨言。他和同事的关系,拿他的话说,老是不知道怎么处。

他从小胆子小,说话晚,口拙,腼腆,内向,老实诚恳,大事不计较,可小事爱计较。加上在农村和西北待过的经历,与城里的孩子在一起有自不如人的感觉。还认为我们故意让他留在老家,不爱他,忽视他。大学没考上,他与女朋友分手,工作中又出了问题,不敢跟我们说,长此以往造成心理压力。我想这些可能是他发病的原因。

最后我还想说一点自己的特殊生活环境,我从五岁就离家被送到幼儿园上到二年级。每年放寒、暑假才和父母见面。到了1954年以后,我才知道我的家在武汉。在我这一生中,懂事以后和父母相处时间并不很多,上学住校,大学远离家,毕业后在大西北。所以我特别爱我的孩子。孩子接回来,我比较注意他,在乎他,没有打过他。但他的缺点我不容忍,我对他要求比较严格,让他凡事要独立。可我又娇惯他,他病前基本不做家务,导致他依赖性大,主动性差,遇到困难就放弃,不顽强。这也是他需要改变的。我现在才感觉到除了给孩子创造好的生活环境外,还要培养他健康的心理和坚强的性格。家庭要有交流,快乐才是重要的。

以上是一位患者的母亲给医生写的一封长信。通过这封信可以看出,这位母亲为了儿子的康复煞费苦心,不辞辛劳,历尽艰辛,勇于面对众多非议和偏见,顽强坚持,一直陪伴了将近二十年,花费了大量心血,配合医生,帮助指导孩子做家庭康复。儿子的病情在医生和家人的努力医治及呵护下,一天天好转。最终儿子重新回归了社会,彰显了母爱的伟大。

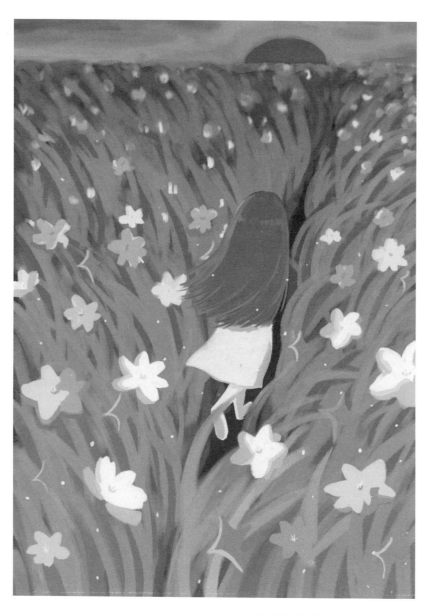

郑州师范学院　安小雨／图

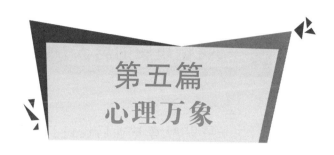

第五篇
心理万象

　　人的心理世界是微妙的、复杂的、深奥的。人的心理活动是复杂而又抽象的,但同时又是绚丽多彩的,既充满了喜怒哀乐,又充满了酸甜苦辣。人的心理世界就像我们小的时候见过的万花筒,变化万千,随着环境、伴着时间变化无穷,但又存在着规律,等待我们去探寻,又有我们无法预料到的情况,等待我们去体验。而问题是我们如何面对复杂的心理现象,用什么态度接受我们自己的心理问题。

　　本篇分别讲述了大学生、成功人士、年轻女孩、耄耋老人的心理生活故事,这些人文化层次不同、年龄不同。每一个故事,都希望读者能够懂得自己,学会帮助自己,或通过他人的帮助跳出心理迷障,走向春天的世界。

一、哭诉衷肠的男人

他叫小亮,二十三岁,大学毕业后找到了一份较为理想的工作,在一家企业当技术员。这家企业刚刚起步,他也正值青春年少,所以对这份工作特别有热情。小亮整天为工作忙碌着,一点也不觉得累,初入职的幸福感和成就感使他忘却了疲劳。小亮善于写笔记,总是把每天工作中遇到的事情及工作体会一点不落地写下来。下班后空闲时间还要再拿出来笔记看一遍,享受工作带给他的成就。他的勤劳和对工作负责任的态度得到了领导及同事的好评,也得到了异性同事的青睐。这时,一位青春靓丽的女孩闯进了他的视野,他顷刻间心动了。女孩名叫青青,年芳二十二岁,中专毕业,青春美丽,性格非常开朗,善于言谈,对人热情大方,乐于助人,在单位也得到了其他同事的喜爱,是个处事得体的好姑娘。小亮找准机会,想办法接近青青,两人逐渐熟悉了,相处的机会也多了,青青对小亮也慢慢有了好感。小亮在感受到青青的温存之后,内心得到了一种满足和幸福。青青很欣赏小亮的知识和才华,有几次工厂出现技术问题,领导都是指派小亮去解决的,而且他出色地完成了任务。虽说他的长相不够帅气,为人处世也不够洒脱,但工作能力很强,人也比较本分,青青对他还是满意的。

可命运总爱捉弄人。正在两人互有好感并且有意进一步深入接触的时候,青青的工作发生了变动,领导把她调离了这个车间,两人见面的机会就少了。日月如梭,一转眼半年过去了,两人虽也有见面的机会,但由于忙着工作,两人私下交流的机会很少。转眼间到了次年的夏季,忽然有一天,工友们在闲暇之余,谈论起青年男女之间的事情,说到以前被调走的同工段的青青与某实验室的技术员在谈恋爱。小亮听到这突如其来的消息之后,如五雷轰顶,顿时呆住了,过了好一会他才意识到自己的失态,失魂落魄地离开了还在激烈讨论的人群,自那以后他晚上开始失眠了。每天焦躁的状态让他难以平静,白天不能正常工作,满脑子想的都是青青的身影,无论如何都难以消除那张在他脑中不停盘旋着的美丽脸庞,以及她说话的声音和她的神态。到了夜晚,小亮像着了魔似的翻来覆去地回忆青青的所有,心烦意乱,懊悔沮丧,后悔当初为何不早一点向青青表白,让她知道自己对她的爱。他对青青朝思暮想,整个人明显消瘦了。一个多月过去了,小亮还是不能进入正常工作状态,有时工作中心不在焉,总出差错,一个人也整天浑浑噩噩。他深感内心的痛苦,却无力自拔。每天焦虑不安,垂头丧气,心神不宁,情绪低落,食欲不振。以前对生活的乐趣荡然无存,同学约他外出游玩,他也不愿出去,对外界兴趣索然,体能也日趋不济。他慢慢意识到自己可能患了相思病,而且还是单相思,应该找心理医生咨询一下,帮助自己渡过难关。

走进诊室,小亮腼腆地向医生倾诉了自己的状况,医生耐心地听完了他讲述的故事后,对他深表同情和理解。然后详细地询问了他的家庭情况和个性特点。小亮出生在一个普通工人家庭,是独生子,难免有些娇宠或任性。他从小个性较强,但又比较内向,做事认真但很执着。大学毕业后本想干一番事业,闯出一片天地,偏巧遇上了个人感情问题,对自己的优柔寡断纠结不已,难以自拔。医生了解了全面情况后,根据他目前所表现出来的症状和问题,初步认为他患了抑郁症。结合他的个性特点,医生判断他对本单位那个姑娘的倾心是主要的心理症结和诱因。最后医生坦诚地告诉小亮,他现在处于抑郁、焦虑状态,目前解决的办法是药物治疗配合心理疏导。在随后与他交流的过程中,医生让他进行自我判断,假设他以前与那位姑娘相处的时候告诉了她自己的愿望,吐露了倾心爱慕,那个姑娘是否就会愿意与他明确恋爱关系呢? 如果姑娘婉言拒绝,他又当如何呢? 医生向他提出问题,让他自我澄清,从而促使他发现自己存在的认知缺陷,并要求他对自己的执念进行自我剖析,进一步梳理和深入探求自己对感情的态度和追求爱的目的。

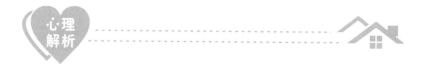

心理解析

现实生活中这种问题并不少见,大多数青年都可以自行解决,慢慢调整过来,很少引发病态。该案例中的青年之所以出现病态的发展,呈现一些自我难以调控的症状,与其个性不无关系。他的父母文化程度不高,他又是父母唯一的孩子,教养过程中父母过多的呵护和娇宠,影响了他的个性发展。他难免会带有自我意识较强和过高的自我评价,但他的性格又较为内向,比较固执。所以,当他发现身边有自己喜欢的女孩时,就会感到蛮有信心。后来因为女孩的工作变动及他听到那位心仪的女孩在谈恋爱,自己非常惊愕,错误地认为那个女孩本该是属于自己的,于是懊悔自己没能抢先告诉那个女孩自己是爱她的。机会错过了,因此他焦虑不安,想入非非,甚至发展到抑郁,影响了正常的生活和工作。

由于小亮自身的认知偏差,逻辑推理和判断出现失误[18],导致他严重的心理痛苦。他简单地认为只要自己首先表达了对青青的爱慕,就会得到她的芳心,而忽略了爱情的复杂性、多选性。所以,小亮认为失去了自己的所爱,或许是没有得到爱,为之痛苦难以自拔,并后悔没有抓住机会表白心迹。可他却没有很好地反省自己,没有真正认识到爱情的实质,不知道如何处理爱情的多项选择问题。就像我们平时生活中把没有得到的或是没有拿到手的东西看成是属于自己的东西一样,岂不是雾里看花,水中望月吗?

小亮可以说是单相思问题,他虽进入了爱情的准备阶段,但并没有真正得到明确的回应,只是停留在这样的状态之中而无法得到进一步的发展。后来由于工作原因,两人就疏远了,可是小亮还处于思念之中。当知道日思夜想的姑娘与别人谈恋爱时他就难以接受了。单相思是一种特殊的心理状态,过分的单相思会导致严重的心理失调,称为单思病。单相思分为两种情况:一种是不完全型单相思,即另一方也单相思你,只是与你一样未敢表达,只要任何一方捅破窗户纸即成两厢情愿,现代社会两性表达非常直接,这种情况就越来越少了;完全型单相思,即除非对方改变想法,否则不管相思一方耗去多长时间,投进多少精力,也无法改变单相思的局面。小亮知道对方另有所爱,才感到自己是徒劳的,而且错误地认为是由于自己没有及时表达心迹,所以出现了抑郁症状,徒增痛苦。

二、一位老人的执念

有一位老人,男性,看起来七十多岁,进了诊室就拿出两瓶纯净水,一瓶打开了自己喝,另一瓶送给医生,非常客气地让医生喝水,并说你们太辛苦了。医生见他这样有礼貌,婉言谢绝了他的好意,说自己有水喝,让他不要客气,有什么需要帮助的请慢慢讲。于是,老人拿出了自己写的七八页草稿纸让医生看,并要求医生务必看完、看仔细。医生耐心阅读了他的手稿,大致内容是老人童年时期的一段经历。其实这个手稿是一封长信,老人的字写得很好,看起来并不费劲。这封信的开头是:"秋英姐你好! 我很想找到你,给你当面道歉,希望你能原谅我,打开我心中的一个结。"在后面的叙述中可以知晓,老人希望秋英原谅的这件事情其实已经过去五十多年了,但老人对此事一直耿耿于怀,到了晚年,这个心愿更加强烈,而这件事的缘由也在信中详细说明了。以下是他完整的书信。

我十三岁刚上初中的时候,发生了一件让我终生难忘的事。一天中午,放学该吃午饭的时候,我发现自己的饭钵不见了(我国南方部分地区把盛饭用的器皿称为饭钵),我当时很饿,回家去吃饭怕来不及,会耽误上课。这时一个同学就告诉我说,你先找一下其他的饭钵用,回头再还给他也行。于是我就找到一个带有"秋"字的饭钵,里面盛满了饭,我就打开吃了。正巧,其他班级的同学都下课了,几个女同学看到我拿的饭钵是另一个女同学的,就说"秋英,你看他拿的是你的饭钵"。那个叫秋英的女同学也看到了,就质问我"你为啥拿我的饭钵吃了我的饭,那你还我两毛钱让我买饭吃"。我当时就愣住了,说"我的饭钵找不到了,就先找一个用了,也不知道是你的"。我觉得亏得慌,就没给那个女同学钱。其他同学就把这件事情告诉了老师,说我偷了秋英的饭钵,老师就找我谈话教育。老师告诉我要讲老实话,做老实人,犯了错误不怕,敢于承认就能改正错误。这件事情秋英并没有追究，老师也没有告诉校长，当时我想秋英同学不错，是她没有追究这件事情，自己应该感谢她。于是我随后就承认了是自己偷了秋英的饭钵，这件事情就过去了。

时过境迁，大家都毕业了，各奔东西，我也不知秋英的情况，再也没联系过。后来当我参加工作以后，每次写自传、写自我评价都要把我以前犯过的错误写出来。但从没影响我的进步，我在工作中还多次获奖，直到退休。退休以后，我心里总是惦记着少年时期的事情，想起来就心里难受。于是，就开始寻找那个叫秋英的同学，通过其他同学多方打听，费尽了周折都没有打听到。老伴和同学都劝我"别找了，已经过去几十年了，也不知她嫁到哪了，又不是多大的事情"。我听了觉得有道理，但总控制不住内心的愧疚，还是坚持要找。一次偶然机会一个同学告诉我秋英嫁到一个很远的村庄，于是我就找到了那个村庄，打听到了她的家。可秋英并不想见我，她的家人说"过去那么多年，已记不清当时的事情了。她现在身体不好，没法见你，再说现在骗子很多，也不了解你的情况"。当我把事情的原委说明白后，秋英的家人才放下了戒备，但还是告诉我说"秋英身体不好，不能见你"。可我没有就此放弃，于是按照当年两毛钱换算利息，五十多年了，算到现在应还她五十元钱，我把算好的钱拿给她的家人，他们最终收了我的钱，但并没收我送去的茶叶和礼品。我觉得秋英的家人是怀疑我送的礼品有毒，才不愿意接受的。

老人这次来看门诊的目的就是让医生帮助他解决怎样才能得到秋英和她家人的理解和原谅。

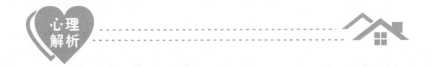

这位老人的执念应该从他少年的经历及发生心理冲突的起因分析。儿时的过错是难免的，拿了别人的饭自己吃了，是因为自己的饭不见了，误认为是被别人吃了，弄错了，因为中午休息时间短，离家又太远，来不及回家吃饭。当自己吃了别人饭的时候，又被同学认为是偷了别人的饭吃，所以，在当时的情况下他认为自己也亏得慌，是被冤枉的，这样的错误完全符合那个年龄段人的做事行为。

我们的成长就是在一次又一次的过错中发育成熟的，或许是他的家庭教育使他具备了较为严谨的处事方式或固执的生活态度。初中时候的一次过错，被同学看不起，老师为此事也找他谈话，这让他在情面上受到了伤害。尽管他承认了过错,取得了同学的谅解,并未引起大的风波,他也曾对同学的谅解表示感激。但他的内心世界里却隐隐感到伤痛,本能的心理防御使他把此事件压抑到了潜意识中去。时过境迁,他对这件事情仍耿耿于怀,以至于参加工作以后,每次写自我评价时,总是念念不忘自己的过错。他平时工作认真,多次受到领导表彰,但正因如此,少年时的错误令他内心不安。由此,他的固执和古板的做事风格已经显现出来。人无完人,这样的人格对工作和事业也算不得是缺点,或许还是优点。但他的个性中的执着,使得他每每想起这件事时都是一个伤痛。一直到了退休,他还在执着地寻找这个同学,甚至要退还该同学当年的一钵中餐费用,并换算了五十年的利息。直到经过重重曲折,不畏艰难,多方打听寻求,他终于找到了那位同学,并且退还了本息钱款。但因为其他原因两人没能相见,秋英无法直接告诉他能够谅解他的既往过失,他感到十分遗憾,仍不肯罢休,还要继续寻求能够得到秋英原谅的办法。这正是有些老人到了晚年时期更显得人格偏执的个性特点。尽管这位老人对过往的事情是那么执着,可他的社会功能是完整的,人际交往和生活能力是正常的,所以,根据我国 2013 年 5 月颁布实施的《中华人民共和国精神卫生法》相关条文规定,我们不能判定他是精神障碍患者。因为他的社会功能是完好的,只不过是想完成自己的心愿,在他有生之年亲自听到那个同学对他少年时的过错行为给予谅解而已。但由于老人执着的人格基础和持久坚守的信念所形成的一种"执念"难以动摇,所以几十年来他一直想着能完成这种执念。这种做法在一般人看来可能是多余的或者是无任何意义的,但对这位老人来讲的确是一种心理上的满足。

三、成功人士的尴尬

李某,三十五六岁,长得帅气英俊,言谈幽默,举止洒脱,开朗健谈。拥有一家属于自己的公司,可以说是一个成功的企业家。可天有不测风云,人有旦夕祸福。正在他春风得意事业有成之年,他却陷入了一场让他十分难堪、令人痛苦不安的困境之中。这对他来说简直如五雷轰顶,他好像掉进了万丈深渊,难以自救。李某不知所措,十分恐慌,很长一段时间不敢去上班,怕见熟悉的人,怕看到自己下属。而且他在与人交往中会不知不觉面红耳赤,尤其是见了自己熟悉的女性,搞得自己和别人都很尴尬。甚至直接影响了他的日常工作,该召开的会议无法召开,该安排的工作无法布置,正常的人际交往无法进行。李某觉察到了问题的严重性,他感觉自己要崩溃了,实在无法继续工作。于是,他很不情愿地走进了某家精神卫生中心进行咨询诊治。医生诊断他患了焦虑症,他当时不太理解,认为自己性格很开朗,怎么会患上精神方面的疾病呢?医生面对他的疑虑表示理解,然后,就改变了话题,与他交流一些家务事和他小时候的家庭情况。引导他,让他回忆从小到大的成长过程,回想他青春发育期的一些生活经历。经过一番了解,医生逐渐发现他已经暴露了问题的蛛丝马迹。

原来,在李某还小的时候,他有个嫂子,看他长得少年英俊,经常带他玩耍,而且最是喜欢逗他,和他开玩笑。正值十二三岁的他,对男女之事懵懵懂懂,嫂子见他腼腆,故意当着女孩面说他是个害羞的男孩,搞得他见了女孩就脸红,嫂子更是拿他耍笑。他慢慢长大了,心理成熟了,这些小毛病不知不觉也就不见了。性格也变得开朗活泼,为人潇洒大度。后来李某结婚生子,事业有成,一路顺利,成了一家公司的老板。哪知天有阴晴,月有圆缺,做企业同样是有风险的。近一段时间,公司遇到挫折,一度运转困难。作为公司的老总,他肩上担负着整个企业的兴衰,这给他带来了不小的压力,因此经常失眠忧虑,随即情绪低沉,对生活的兴趣索然,见了朋友也不想多聊,见了自己的下属也会感到不好意思。尤其是见了单位的女孩子更不好意思,甚至会脸红。他有时到财务科安排业务,见了自己手下的女会计也会脸红,不好意思,搞得人家很尴尬。李某因为这种交流时的障碍,以致无法召集工作会议,工作开展遇到困难,无奈之下,只有休息作罢。

了解了以上情况,医生运用精神分析方法,帮助来访者澄清问题,对他进行心理疏导,逐渐改善了他的心理环境,让他认识到心理症结所在,从而得到了一次心智的提升。心理治疗配合适当的抗焦虑药治疗,他两个月后症状完全消失。

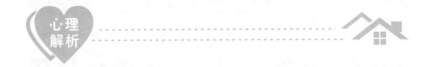

心理解析

案例中的李某是一位事业上的成功人士,在事业的辉煌阶段,经历一些挫折也是在所难免的。问题是李某的青少年时期曾经有过关于性本能心理发育过程中被压抑的东西。青少年阶段无论在身体方面还是在心理方面,发育是非常迅速的,而且是不全面的或是不平衡的,各种能量的释放也是不均衡的。李某在儿童时期,嫂子见他长得英俊,喜欢带他去玩耍,在众人面前显耀。由于其童年心理稚嫩,正处于青春发育期的少年对陌生人或异性感到羞涩亦属常态。有人做过调查,这种童年的羞怯大约在80%的成年人回忆中都曾经发生过。李某见了陌生人或女孩子就容易脸红的小问题未得到及时的指导和修正,并被嫂子发现后当成笑柄,导致他更爱面子,进一步强化了原本羞怯的内心体验,这就给他成年时的发病埋下了伏笔。

李某长大后本来的性格是比较活泼开朗的,对外显得潇洒自如,但在成长过程中,他对儿童时期自己压抑下去的有关羞怯的童年经历根本无所觉察。随着年龄增长,童年时期的压抑已经被淡忘,发育成熟后结婚生子,有着辉煌的事业、幸福的家庭,真正属于现代的成功人士。无可置疑,在一切顺利的环境中他可能不会有任何问题,可一旦遇到工作压力和事业受挫时,被压抑的能量就会被激活而释放出来。正如弗洛伊德在论述焦虑时所表述的那样:力比多转变成焦虑——最好是说,以焦虑形式发泄出来——是受到压抑的力比多的直接命运[17]。李某的焦虑，可以说是一种恐惧，怕见人，怕与人交往，尤其是女性。这与他童年时期遇到的场景如此相似，以至于他无法在自己的下属面前布置工作、召开会议。试想，偌大一个公司，遇到了发展的困境，直接关系到公司的命运和每个员工的切身利益。大家都在看着他，怎能不让他感到尴尬。这样的焦虑是一种独特的心理防御层次和内心深处的矛盾结构，这些防御层次和矛盾结构被压抑在心底多年，横贯在心灵的断裂带上却不被所知，当遇到一些现实性事件时，如需要做出生活或工作的重要决定时，便容易变得不稳定。李某正是在公司实际运行中遇到了困难才不知所措，不仅感到了工作压力，同时，因为不能及时排解当前的困局而让自己在公司员工面前陷入窘境。他的这种羞怯和焦虑，可以说是挫折性羞怯焦虑，因公司运转受挫，自己是总经理，一种无能、无奈的感觉油然而生，让自己颜面尽失。此时的挫折性羞怯就像一种催化剂，把他压抑在潜意识里的童年羞怯激活了，这种被激发出来的原本的压抑，转变为原始的焦虑，使他见了异性就脸红，见到自己下属也害臊，这就是他发病的症结。

四、女大学生羞涩的"闺密"

小静(化名)是某大学在校学生,女性,二十二岁,三个多月来,变得敏感多疑、孤僻少语,学习成绩下滑。自己不想与人交流,怕见同学和老师,经常不去上课。直到小静觉得自己出现了幻觉,才向家人诉说了自己不愿上学的原因。家人听到女儿说的情况,非常紧张,意识到是精神出了问题,随即带她到精神科门诊就诊。医生经过详细询问和心理检查发现,小静的确存在明显的听幻觉。她常常在无人的情况下听到学生和老师在评论自己,说自己不是好女孩,说自己下流、龌龊等,还听到有人用不堪入耳的词语形容自己。所以,小静近来表现为主动回避同学和老师,不愿去上课,害怕见到同学和老师。每天情绪低沉,心情烦闷,吃饭也很少,并出现了严重失眠。家人补充说,小静近来容易发脾气,问她有啥事她也不说,学校老师和同学也发现她与以前不同了,但是为什么变了谁也说不清楚。家长也问过班主任老师,老师说小静最近并未与其他同学发生不愉快的事情。医生通过全面的病情了解和必要的检查,分析认为小静存在明显的精神病理症状,同时又有情绪症状,如情绪低落、易怒、发脾气等,给予了分裂情感精神障碍的诊断,建议她住院治疗。

经过一个月的住院治疗,配合心理支持与疏导,小静的病情明显好转。回家后坚持服药近一年,生活和社会功能基本恢复,幻听症状大部分缓解,对自身疾病可以认识,积极配合治疗,但仍不能去学校上学,还是害怕同学、老师会对自己有看法。小静自己要求配合心理治疗,希望能够真正解除内心的痛苦和纠结。医生同意了她的请求,与她预约了心理治疗时间。经过首次的交流,小静出于对医生的信任,吐露出自己很难说出口的一个秘密。

她说:"我真不好意思说出来,毕竟是个女孩子,难以启齿。"经过医生的安慰和鼓励,她才吞吞吐吐地说:"我从四五岁的时候爱看父母做爱,很好奇,小时候模仿大人与两个弟弟做过性游戏。弟弟可能那时候比较小,现在都记不得那些事了。可是我比他们大一些,我还记得,后来长大了总感觉对不起他们。随着年龄增长,到了青春发育期,我就出现了手淫现象,我的那种欲望又特别旺盛,手淫很频繁,自己难以克制,心里又怨恨自己,压抑自己,这种事情又没法告诉家人和朋友。逐渐就感到自己下贱,与别人交往少了，好像感觉别人看不起自己，歧视自己。后来考上了大学，心情好一些，在上课的时候发现有一个老师讲课很潇洒，语言流利浑厚，像播音员一样好听，很想听他的课。那老师才三十多岁，于是我就起了爱慕之心，脑子里总像过电影一样闪现那个老师的影子。我知道自己出问题了，就与同学交流，求得同学的帮助，同学也给予我关心和疏导，对我帮助很大，有一段时间这些问题缓解了。可因为这个老师让我很崇拜，每次听他的课都很兴奋，内心有种说不来的喜悦和欲望，以前的问题又出现了。我失眠了，慢慢地我的学习成绩也开始下降了，脑子也乱了，并不时地听到有人议论自己，好像自己以前的事情也被同学知道了，没脸见人了。直到真的无法再上学了，父母才带我来看病。父母没什么文化，也不懂得什么是情爱，他们都是老实巴交的农民，给他们讲我的想法他们也不懂，只会骂我，所以，有很多心理的痛苦只有自己承受。"

医生听完了她的诉说，深表理解和同情。从这位姑娘精神障碍的发生发展全过程看到了家庭文化、教育及家庭环境诸方面的问题所在。精神障碍的发病本就是多因素所促成的，就本案例来讲，她的家族无精神病病史，但她的发病是有一定动因的。由于父母做爱不注意隐私或暴露，导致幼年儿童的好奇和模仿,随着儿童年龄增长,心理发育逐渐成熟完善,道德理念的形成与生理发育及本能欲望形成了严重冲突。

医生运用心理动力学原理分析和认知心理学方法,咨询五次,患者于 2018 年又回到了学校,恢复了以往的大学校园生活。

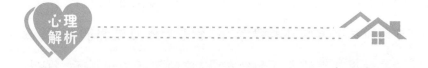

该大学生很小的时候无意中看到了父母的两性生活场景,出于幼儿时期的好奇心和模仿性,与弟弟玩过家家,曾有性游戏的发生。这种情况在相当一部分家庭时有发生,大多数家长发现后会在适当的情况下给予引导教育,让孩子健康成长。本案例的家长由于文化程度较低,受文化程度的限制,根本就意识不到此年龄段的性教育和性行为引导对孩子的重要性,也不具备相关的知识和观念,就很容易出现问题。需要特别注意的问题是,夫妻之间性生活如果不注意隐私问题,会给孩子带来很严重的不良影响和心理伤害。

女孩慢慢长大了,随着青春发育期的到来,激素分泌旺盛,本能欲望增强,为了满足自我需求,出于生理需要,女孩发生手淫现象,也是可以理解的。这也正是人们普遍接受的少女思春的生理心理阶段。需要我们关注的是在此阶段,青春期少女处于性心理脆弱时期,如果家庭能够健康引导教育,大多数青少年是可以顺利度过的。如果不能给予关注和正确教育、引导,或是处理不当,加之不同的性格特点,其发展趋势令人担忧。要么放纵自己,发生越轨行为,身心受到伤害;要么压抑自己,可能在一定条件下发生性心理障碍。本案例的家庭教育背景和成长环境是存在缺陷的,她本人对自己出现自慰行为也是难以接受的,基于她内心的羞耻感,就不断压抑自己内心冲动的欲望。她无法向亲人和挚友倾诉自己的痛苦,儿童时期低级消极的内化心理(快乐和现实为动因导致不良行为而产生的害羞和抑制)逐渐向高级积极的内化心理(超我的社会性道德耻感和压抑)过渡,形成剧烈的心理撞击,这种心理冲突有可能在一定条件催化下向畸形发展。她在无助的情况下只有在一片迷茫中自己寻求出路,忍受煎熬。她内心深处的心理症结对后来发生的精神病理症状来说就是一种活化剂。

当该女孩考上大学以后,一位男性老师的形象和举止让她倾心不已。女孩正值青春年少,爱慕风度翩翩的男士也在情理之中。老师的行为举止、音容笑貌又一次让她倾心仰慕,春心荡漾,情不自禁地为之思恋、失眠。这种情思激发了她青春本能的骚动,与此同时也引动了她被压抑的心理症结。一种羞愧的道德耻感袭上心头,认为自己小时候的行为可耻,青春发育期的本能冲动和想法是不道德的。因此她产生了长时间的焦虑,因思虑过多,逐渐出现了与道德伦理相关的幻听。

该案例属于围绕性本能、性压抑、性欲望的自我满足和自我批判,直到心理矛盾、冲突的转移和对老师的倾心。现实条件刺激启动了她内心压抑的能量,出现心理变异,发展成为内心的被暴露、被扩散,甚至出现了评论性幻听等精神病性症状。虽经抗精神病药规范治疗一年左右,大部分症状缓解,幻听消失,但心理上的残留症状始终未能消失。如不敢面对同学和老师、不能复学等,这些遗留问题仍与发病前的动因有着密切的联系。

大学生暗恋老师,可以说是被老师的才能和人格魅力所吸引。一般来说人们喜欢那些有能力的、聪明的人。美丽与外貌更具有吸引力,而女性则更喜欢能力出众而没有错误的人,对男女对象都是如此[15]。该案例的女大学生在暗恋的同时却是在反省自己的过去,并反复纠缠深埋于心底的童年回忆和幼稚的错误经历,以至于呈现出与传统道德观念相冲突的心因性幻听症状。

该女大学生出现的心理问题和精神症状一是来自于家庭的问题,二是她本人忽略了人的本能和本性的弱点,对自己内心所产生的对异性追求心理和安慰行为过分压抑、谴责和批判。其实她已认识到自己的问题,并没有超越自我控制发生任何违反社会规范的行为。只是在自己的意识层面有过憧憬和幻想,或者发生自慰行为。但她又不能接受自己的思想行为,认为自己的思想行为是肮脏的、耻辱的。过多的和持久的思虑导致她精神崩溃,出现了精神病理症状。

五、她总是爱看男性的那个地方

小莲(化名),二十岁,高中文化。生长在某省会城市,有一个弟弟,比自己小不到两岁,父母都在政府机关工作。本人工作也很好,是某银行职员。这本是很幸福的一个家庭,但最近半年多来,小莲总是不高兴,有时一个人关在屋里不与人说话,而且精神明显不如以前,人也消瘦了很多。父母问其原因,小莲总是回避就是不说,追问急了,还对父母发脾气。

小莲的妈妈非常心痛女儿,知道女儿大了心事多,很想问个究竟。妈妈说:"小莲,近来看你不高兴,是不是有啥心事? 能否告诉妈妈?"小莲说:"没啥事,别问了。""是不是谈对象了? 不顺利?""我才多大,早着呢,没那事,你们不要乱猜了,我自己的事自己解决。"女儿不愿说,妈妈也不好勉强再问。又过了一两个月,妈妈发现女儿不愿去上班,外出的时间都少了,有时候一个人躲在房间里哭泣,吃饭的时候呆呆地看一个地方。妈妈见小莲这样的神情,更是担心,希望她去医院看心理医生。在妈妈的再三劝说下,小莲去了医院。轮到小莲进诊室时,她让妈妈在外面等候,然后向医生诉说了自己的痛苦。

她告诉医生,最近一段时间不知为什么,自己总是爱看男子的下身,明知道这种做法很不好,也感到羞耻和不好意思,但总是控制不住,心里告诉自己不能看那个地方,但眼睛还是往那里看,搞得自己很尴尬。小莲的内心很痛苦,只有减少外出,少接触人。可后来连上班都成了负担,因为上班也会遇到男性,自己心里就骂自己"不要脸,看人家那里干嘛,不知羞耻"。但这样骂自己也解决不了问题,只要一外出,她就往男性下身看,越来越严重,心里难受死了。

医生听了她的讲述,问她近来有没有什么不开心的事情发生。她想了一下说,好像没啥大的事情,沉默了一会儿后,又补充说,想起来了,半年前与人吵过架,早就忘光了。问其为啥吵架,怎么吵的,她说是因为生活中的一件小事,和一个女的相互骂了起来,都骂对方不要脸什么的,也没记在心上,事情都过了很久了。医生又问到小莲的成长经历,她说小的时候经常爱与弟弟戏耍打闹,还往弟弟的"小鸡鸡"上打水,逗得家人都乐了。心理医生听到此处,告诉患者,问题的根源找到了。小莲满脸疑惑地看着医生,说道:"你说什么?这都是十多年前的事了,与我现在的问题有什么联系?"医生告诉她,不但有联系,而且有密切联系。小莲小的时候和弟弟逗着玩,是出于童年的无忌和好奇,虽有男孩、女孩之间的性别意识,但那是处于启蒙阶段,非常稚嫩,也不会理解,很容易被忘弃或被压抑下来。长大以后,身体各器官发育成熟,性心理也随之发育和成熟,如果遇到不良的刺激,特别是与害羞和自尊关系密切的事件,很容易激活已经忘掉了的童年记忆,这就是你在半年以前与她人发生争执、相互谩骂侮辱引发了心底的自尊和症结。"所以,现在可以给你的这种心理障碍下一个结论,那就是你患了强迫症。是这种症结在作怪,迫使你不自觉地总是爱看异性的那个部位。"医生对小莲总结着她的病情,并对她解释:"越是压抑自己、控制自己,这种欲望越是强烈,而你自己越感到自卑,越会感到自己羞耻,没脸见人。这种强迫性的问题是很常见的,但强迫的症状和表现形式多种多样,需要药物治疗配合认知行为治疗方可取得良好效果。"小莲听了医生的话,一片阴云散去,经过半年的规范治疗,达到了临床治愈的目标,继续维持治疗半年余,后来结婚生子,过上了幸福生活。

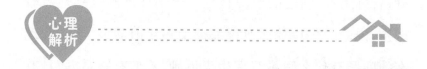

心理解析

著名心理学家弗洛伊德的精神分析理论认为,人的被压抑的记忆会影响人的一生,被压抑的记忆有些是能够时刻被回忆起来的,有些则是不容易被回忆起来。弗洛伊德认为,人们的意识和潜意识决定了人们的行为,尤其是潜意识在人的一生中都是非常活跃的,但往往是难以被察觉的,它在一定条件下会对意识发挥动因的趋使作用。意识是真正了解精神事件不可或缺的根本条件,潜意识是精神生活的一般性基础。潜意识是个很大的圆圈,它包括了"意识"这个小圆圈;每个意识都具有一个潜意识的原始阶段;而潜意识或许还停留在那个阶段上,不过却具有完善的精神功能,潜意识才是真正的"精神实质"[5]。

　　所以,弗洛伊德通过对心理现象的研究又提出催眠疗法可以唤醒或激活被压抑的记忆,以此治疗了许多顽固的心理病症。我国著名的精神病学家许又新教授在《心理治疗入门》一书里同样用心理压抑、心理常形和变形来解释强迫症的病理机制。被压抑的生活事件有的可能是痛苦的、危害性的或令人羞耻的,也有的是愉快的、喜剧性的、开心的。无论是哪一种压抑性的记忆,如果与现实相冲突或被激活,都会导致心理变形的危机,出现相应的心理症状。该案例中小莲的强迫症状,正是因为儿时与弟弟玩耍,用水枪打弟弟的"小鸡鸡",感到好玩,寻求快乐。后来长大了,早就忘完了。但与他人吵架时,双方相互谩骂侮辱,激活了她童年的记忆,产生了心理变形,一下子退化到了童年的心理状态,总是想看异性的下部。但是,道德的、社会规范的自我意识发现这样做是不应该的、非常羞耻的。这种难为情的自我批判、自责心理与被压抑的记忆和童年的游戏快感形成了焦灼状态,所以痛苦就来了。为了摆脱痛苦,虽难以管控自己的眼睛去看不该看的地方,但可以尽量少出门,少接触外界来减少自己的不雅行为,但是,时间久了,就会导致她对社会的回避和行为能力退缩。

六、耄耋老人轻生探秘

老人的小儿子已经五十余岁了,高大魁梧的身躯搀扶着瘦弱驼背的父亲走进了医院的门诊。儿子显得一脸的无奈和悲伤,他向医生倾诉着自己内心的苦恼和不安。

他说:"是我们这个家庭不够幸福,还是我们做儿女的不够孝顺,到底是发生什么事情能让老爷子去寻死呢? 让我百思不得其解。就在一天前的中午,要吃午饭了,我找老爷子出来吃饭,等了一会儿,他还没到,就让儿子叫他爷爷过来吃饭。当时见到父母住的房门是关上的,母亲说她出来的时候已经叫过他了,他说一会儿就来的。当我儿子走到门前推门时,里面反锁上了,叫也没人应声,于是,就隔着门缝往里看,这一看把我儿子吓了一跳,见他爷爷上吊了,他马上大声呼喊。听到儿子的呼叫声,我们迅速走到门前,用脚把门踹开,马上把老爷子抱下来抢救,并立马打120电话,通过急救,老爷子很快苏醒了。后来,我们怎么问他也不说话,我们感到很无奈,也很痛苦。所以,在没有办法的情况下,来医院恳求医生帮我们看一看老爷子是不是得了啥病了。”

医生听完了家人的诉说,然后询问了他们的家庭情况。原来,他们家在本村是一个大家族,他家在本族中辈分最高,颇有威望。老人养了四个儿子、三个女儿,女儿都已出嫁,日子过得很好。几个儿子有在政府机关工作的,有做生意的,也有当农民种地的。家庭富裕,儿孙满堂,儿子、儿媳也很孝顺,全家没什么不顺心的事情。那么老先生为啥非要寻死呢？他是有什么疾病还是有让他想不开的事呢？儿子告诉医生,父亲的身体非常健康,虽说八十多岁了,但是没有得过任何疾病,况且每年定期体检,都没有发现什么大的问题。儿子补充说:“我父亲文化程度还挺好,小时候上过私塾,年轻时当过老师,做啥事都比较开明,明事理,按理说他不应该有啥想不开的事。”

询问了他们的家庭情况,医生回过头来询问老人,老人低头沉默一会,然后断断续续地说:“我是没法活了,没脸见人,而且我自己很痛苦,我又不能说。你们也不要再为我操心了,医生也帮不了我,唉……没法活了,就让我死了算了,活了这么大年纪,感觉活得也够了,再这样活下去就特别累。我只能给孩子们和家庭带来更大负担,让他们感到心里很不安,我自己也感觉无法面对他们。"医生听到这里,已经意识到老人可能有一些话不愿意当着儿子的面讲。所以,就让他的儿子回避一下,慢慢和老先生聊一聊,看他的问题到底出在哪儿。

这时候,老先生见儿子已经出去了,就对医生说,希望医生替他保密。他说:"我这个问题呢,是不是病我搞不清楚,已经有好几年了,把我折磨得已经非常难受,我也不知道是咋回事。我以为自己是思想病,可我又不愿意告诉家人,也实在没办法告诉家人,感觉没脸活在这个世上。所以我才有了轻生的念头,瞅机会去自缢了结自己的生命,这样对大家都好。"

医生问他到底是什么问题让他这样想放弃生活,放弃家庭呢。他说难以启齿,最后还是不愿意说。医生告诉他:"你的子女都很孝顺,对你那么关心,你已是八十多岁的老人了,如果用这样的方式结束自己的生命,自己得到了解脱,给你的儿女所造成的影响和后果是什么,你考虑过吗？既然是来看医生，就要相信医生，把憋在心里边的话说出来，我想办法帮你解决问题，你家人的负担也会减轻。"在医生的耐心说服下，他终于说出了自己寻死原因。

他说："我现在不敢见我们家里的女人，包括儿媳妇、姑娘、孙女、外孙女等，还包括村里的女人，见了她们，我就有一种怪怪的难以启齿的想法，而且这种想法在我脑子里始终盘旋着，让我特别难受。不见女的还好，见了女的我脑子就乱了。我强烈地去压制也压制不下来，我觉着自己是个老不正经，是个老流氓，想的这些问题太龌龊了。简直是没脸见人，没法说，所以我内心非常痛苦。我真的不愿意去想这些事，我一辈子都是光明磊落的，从来对女人也没有过花花肠子。现在我都一大把年纪了，儿孙满堂，你说我是老不正经还是啥精神问题呢？所以，我活在这个世上完全是多余的，只能给家庭带来灾难，给儿孙带来尴尬。我每次见到儿媳妇、女儿或者与她们在一起的时候，就不自主地脸红，全身不自在，会感到非常难堪，有个地缝都想钻进去，没法在人面前再待下去。因此，我就有意地躲避起来，甚至吃饭的时候我都没有脸和她们一起吃饭，总是躲到一边自己吃。"说到这里，老人很伤心，他哽咽着说："平时也就罢了，像逢年过节的，本来大家都高高兴兴的，我是家庭的长辈，我不与她们一起吃饭，弄得大家很不愉快。这样下去，我内心的痛苦、焦虑实在难熬，我实在没法再活下去了。于是，我就采取了轻生的做法，一了百了。"听完老先生的一席话，医生也替他感到难受，因为医生知道这是一种疾病，是强迫性障碍的一种症状，医学称之为强迫性思维——强迫意念。家人哪里会知道是什么状况，他本人又不愿意告诉家人，也没有意识到这种现象是一种疾病。很显然，以上的种种表现，说明他患的是一种严重心理障碍。

　　为了进一步弄清他患病的缘由，医生和他本人做了深入的交流。经过精神检查和进一步的询问，医生发现他在年轻的时候和老伴儿关系不太好，因为在他的那个年代，他是父母包办的婚姻。结婚之前，他曾有过自己倾心的姑娘，但由于时代的原因，婚姻由父母做主，自己无权选择，没能如愿。所以，结婚后，他们夫妻虽说生儿育女，但两人的感情不是太好，就这样夫妻糊里糊涂过了一辈子。后来，他过了六十六大寿之后，有一次生病了，而且很严重，卧床三个多月，老伴儿对他非常关心和体贴，一直陪护在身边，悉心照料。老人这次备受感动，他认为，关键时刻还是老伴儿知冷知热。回想起以前，感觉自己对不起老伴儿。几十年来，老伴儿含辛茹苦为他生儿育女，生活中都是老伴儿忙里忙外地照顾他，而自己只是做些农活。这次有病多亏老伴儿陪在身边，精心照顾。在老伴儿的照料下，他终于康复了，他认为应该真心回报老伴儿。这时候，他开始反思自己，为什么以前对老伴儿那么不近人情和冷漠，平时除了对老伴儿生儿育女和家务事的问题关心以外，对其他的一些需求尤其是老伴儿的感情需求，他从来都没有关心或满足过。回想往事，历历在目，阵阵心酸。他感到非常内疚，内心充满了矛盾和悔恨，认为年轻的时候对老伴儿太冷淡啦。他的患病反而使他们老夫妻的感情慢慢好起来了，子女看到他们老两口亲密和睦，也非常欣慰，认为父亲与以前不一样了，像变了个人一样，知道照顾和疼爱母亲了，慢慢地，一家人更加温馨和谐，幸福融融。

随着时间的推移，老先生慢慢又体会到壮年时期的那个状态，认为那时候亏欠老伴儿太多了，目前自己的身体也很好，渐渐地夫妻两人又产生了一些人性本能方面的兴趣，老先生也借此来补偿老伴儿，似是黄昏恋的甜蜜又过了几年。随着年龄的变化，当他看到儿孙满堂，又产生了羞涩的心理，想到自己毕竟到了七八十岁的年纪了，到了这个年纪了还做那种事儿,是不是有些老不正经呢?由此引起了他对性方面的羞耻感,就开始在内心克制压抑自己,认为自己是老不正经。后来慢慢地,他发现自己见了女人,包括村里的姑娘、媳妇和年龄大的女人都会感到非常羞愧。甚至在家里也有同样的感觉,见了女儿、儿媳妇也不敢正面面对她们,他心里认为自己是老不正经,自己的思想肮脏,没法见人,见不得光。所以,自己活着还不如死了,一死百了,自己不痛苦了,家人也解放了,只有这样自己才能得到彻底解脱。因此,采取了自缢的方式,结果被家人及时发现并挽救了过来。

从老先生整个心理过程可以看出,他所患的病是一种强迫性障碍,是强迫性的思维、强迫性的意念在干扰他的行为。所以,他为自己大脑中不自主产生的不良念头、耻辱的想法感到羞愧难当。他认为脑子里反复呈现的不良想法违背了道德伦理,这样的想法是绝对不应该出现的。其实,他并不知道这是一种病。他在平日的人际交往和生活中,为人处世方面从没有不礼貌或任何不尊重的行为及其他形式的不良行为表现。只是这种想法和念头反复顽固地在脑子里面出现,让他特别难受、痛苦。这种想法,越想摆脱越摆脱不了,又无法把自己的痛苦说与家人,只有自己默默承受，多年来为此所受的折磨可想而知。

当弄清了问题的来龙去脉，医生告诉他，所患的是一种精神/心理疾病。这种反复出现的挥之不去、难以遏制的不良念头是一种强迫性思维和不受自我意识支配的强迫性意念。医生让他积极配合治疗，同时给予心理疏导，让他先放松下来。告诉他有这种意念并不可怕，因为这种意念别人是不会知道的，只是自己感到自责和羞愧。是因为自己不允许自我有不良想法才出现了痛苦和不安。所以，压抑遏制的本身反而在无形之中强化这种现象。我们身边的每一个人都是具有多面性的，也都有个性的不足和不良想法。也就是说，人的大脑，没有不可想的，但人的行为，只有不可做的。关键是人们有识别和控制自我的能力，有调控和升华自我的追求。我们只有在现实生活中通过不断学习和修养，用良好的社会道德观念、社会规范约束自己的行为，才不至于做出违规的事情，才称得上是一个遵纪守法的好人。

况且，老先生的思想和意念是一种不自觉、不自主地反复出现的自己难以抵制的强迫想法。这是一种病理的思维内容，与常态下主动思维是有本区质别的。

正如圣人所说："君子有所为有所不为，知其可为而为之,知其不可为而不为,是谓君子为与不为之道也。"道家遵循顺应自然,有所为有所不为,就是说我们所想的遵循社会规范,符合道德伦理,对社会有益,对他人有益的都可有所为,反之就有所不为。老先生一生从未做过违背社会规范的事情,理所当然是一位受人尊敬的老人。

人无完人,人都有缺憾,尽管老先生在一生的生活旅途中做得都很好,但并非无缺憾,我们要给自己留下些空间。况且造成这种缺憾的因素很多,其中,就如前面老先生谈到的个人婚姻经历及生活路程,也许与现实的生理、心理活动就存在着一定的联系,同样是一种缺憾,只是他意识不到。

医生建议老先生服用相应的药物,配合认知行为治疗。老先生听到医生对自己病情的分析、解释,心里很佩服,脸上浮现了笑容,答应配合治疗。一个多月后,老先生的病情慢慢缓解了。

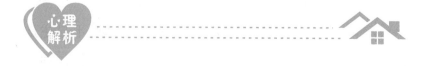

心理解析

老先生在出现了严重的心理痛苦后想用结束自己生命的方式为家庭减轻负担,这是一种爱的极端表现方式,自己以为是对家庭的爱护,而实则是一种伤害,他本人则无法认知,其结果只能给子女儿孙留下不良后果和遗憾。

老先生是因早年婚姻问题埋下了心殇,慢慢地被压抑了下来。后来结婚生子,儿孙满堂,儿女们孝顺和睦,其乐融融,大家庭的幸福和荣耀给他带来了生活的满足与快乐。他怎么也不会想到,因为自己一次生病,老伴儿对他的呵护照顾让他感慨万千,动了真情,后悔多年来在感情方面愧对结发妻子。

从此以后,老夫妻晚年的幸福反而唤醒了他被压抑了多年的情爱,这种迟到的情爱和本能的性爱又让他处于心理矛盾之中。当传统意识占了上风的时候,他就会反复批判自己,遏制自己本能的意识,逐渐形成了强迫思维——强迫意念。在他面对自己家人尤其是女性的时候,反复产生有关性内容的意念,这种意念让他恐惧不安,羞愧难当,无地自容,严重影响了他的日常生活和人际交往。那种痛苦,常人一般是难以理解的。且不说他选择轻生带来的后果如何,就他切身体验的痛苦难熬,长期以来在家人面前的尴尬局面,这种无形的折磨足以让他生不如死。

强迫意念的形成是非常复杂的心理问题,正如前述,老先生心理压抑和心理挫折从年轻的时候就埋下了阴影。

委曲求全接受包办的婚姻,是他心灵深处的痛,在他那个年代也只能如此。时代的发展与传统家庭文化背景遇到了现实开放意识的冲突,形成了自我反复联想与原始本能意念的显现和自我批判,是产生强迫意念的动因。

意念即意识信念。有人认为,意念是没有识神思维过程的人脑潜在功能的轻度活跃,识神是人脑的浅层功能。而原神(元神)是人脑的深层功能,是人脑固有的先天自然能力,是人类进化过程中产生脑结构的必然结果。识神是人的意识活动,原神就是潜意识活动,它埋藏在人脑的深层。老先生的强迫意念是没有经过识神过程的,而是原神的潜意识活动的表现。所以说它是不自主的一种思想意念。这种潜意识意念反复呈现于大脑之中,一旦被意识发现,与现实的心理活动、道德的观念发生严重冲突时,就会导致他痛苦的心理体验。

强迫思维、强迫意念与强迫行为所不同的是,强迫行为的反复性动作是为了缓解一次次担心、怀疑、焦虑的重复性动作行为;而强迫思维、强迫意念是不自觉的、潜意识的甚至是带有危险信号的脑内信使不自主呈现,它可以使患者处于高度紧张和担心、恐惧、痛苦状态之下。这种紧张、焦虑、恐惧和痛苦可以次生其他的严重后果甚至自杀。

参考文献

[1]张勇,刘思凡,汤益民,等.江西省九江市高中生学业压力学业压力易感性与焦虑 抑郁 自杀意念的关系研究[J].基层医学论坛,2017,21(28):3799-3800.

[2]BURGER J M.人格心理学[M].8版.陈会昌,译.北京:中国轻工业出版社,2014.

[3]西格蒙德·弗洛伊德.精神分析导论[M].张艳华,译.北京:清华大学出版社,2016.

[4]国家卫生和计划生育委员会.2015中国卫生和计划生育统计年鉴[M].北京:中国协和医科大学出版社,2015.

[5]戴安娜·帕帕拉,萨莉·奥尔茨,露丝·费尔德曼.发展心理学:从生命早期到青春期(上册)[M].10版.北京:人民邮电出版社,2013.

[6]郭永玉,贺金波.人格心理学[M].北京:高等教育出版社,2011.

[7]罗伯特·J.斯腾伯格,凯琳·斯腾伯格.爱情心理学[M].李朝旭,译.北京:世界图书出版公司,2010.

[8]沈渔邨.精神病学[M].5版.北京:人民卫生出版社,2009.

[9]查理德·格里格,菲利普·津巴多.心理学与生活[M].16版.王垒,王甦,译.北京:人民邮电出版社,2003.

[10]邵志芳.认知心理学:理论、实验和应用[M].上海:上海教育出版社,2013.

[11]WEDDING D,CORSINI R J.心理治疗个案研究[M].4版.王旭梅,译.北京:中国轻工业出版社,2005.

[12]戴尔·卡耐基.人性的弱点全集[M].翟文明,译.北京:光明日报出版社,2005.

[13]金盛华.社会心理学[M].北京:高等教育出版社,2005.

[14]侯玉波.社会心理学[M].北京:北京大学出版社,2002.

[15]梁宝勇.心理卫生与心理咨询百科全书[M].天津:南开大学出版社,2002.

[16]许又新.心理治疗入门[M].贵阳:贵州教育出版社,1993.

[17]时蓉华.社会心理学词典[M].成都:四川人民出版社,1988.

[18]弗洛伊德.精神分析引论[M].彭舜,译.西安:陕西人民出版社,2001.

后记
——宽容是自我实现心理平衡的至高境界

当今社会的多元化发展,多种文化在全球的相互渗透,已标志着人类命运共同体的共识成为人类和平发展的动力。相互包容,共生共存,是这个世界繁荣进步、健康发展的主旋律。

一位名人曾说过:世界上最宽阔的是海洋,比海洋更宽阔的是天空,比天空更宽阔的是人的胸怀。他的话虽然浪漫,却也不无启示。

相传古代有位老禅师,一日晚在禅院里散步,突见墙角有一张椅子,他一看便知是有位出家人违反寺规翻墙出去了。老禅师也不声张,走到墙边,移开椅子,就地而蹲,在那儿等候。不一会儿,果真有一小和尚翻墙,黑暗中踩着老禅师的背脊跳进了院子。当他双脚着地时,才发觉刚才踏的不是椅子,是自己的师傅。小和尚顿时惊慌失措,张口结舌。但出乎小和尚意料的是师傅并没有厉声责备他，只是以平静的语调说："夜深天凉，快去多穿一件衣服。"老禅师宽容了他的弟子。他知道，宽容是一种无声的教育。

有人说宽容是软弱的象征，其实不然，有软弱之嫌的宽容根本称不上真正的宽容。宽容是人生难得的佳境，而是一种需要操练、需要修行才能达到的境界。

宽容，不是没有底线、没有原则的谦让，而是一种做人处事的策略和人际交往的技巧。正如我国方圆文化所倡导的，方正做人，圆融做事。方正做人，就是说做人要正直、高尚、诚实。行得直，走得端，襟怀坦荡，光明磊落，这是从古至今始终倡导与恪守的做人之根本；圆融做事，就是说为人处世不能过于棱角分明，过于刚直，那样容易与人碰撞，伤己伤人，而要善于融通和灵活，再难也能八面玲珑，再险也可以左右逢源。只有方圆相济才是为人处世的最高境界。做人做事有自己的主张和原则，不被人说左右。圆，圆融大度，灵活变通，做人做事灵活多变，八面玲珑，不轻易得罪人。人生其实始终处于一场"方"与"圆"的辩证运动之中，该方时则方，该圆时则圆。只有方、圆互生互变，才能无往而不胜，才能安身立命。

芸芸众生，各有所短。争强好胜失去一定限度，往往受身外之物所累,失去做人的乐趣。只有承认自己某些方面不行,才能扬长避短,才能不因嫉妒之火吞灭心中的灵光。人生之所以遇到精神、心理的痛苦,往往是自己不能正确认识和把握自我的心智,看不得别人比自己强;或者是自己过度自卑,缺乏自信;或者是对待自我过于苛刻,对待别人也像对待自己那样严苛。

追求幸福、健康、快乐是人们共同的愿望和权力,但我们必须在遵守社会规则、道德准则、利人利己的情境下去创造、去实现。而不能通过损人来利己,以破坏社会公德来索取。

宽容自己是说不要对自己太过刻薄,非原则性失误或错误不要耿耿于怀。如果一语龃龉,便自责不已;一事唐突,便种下祸根;一个坏印象,便一辈子倒霉,这就说不上宽容,就会被人称为"心胸狭隘"或"小肚鸡肠"。我们可以理解为认知错谬,术语称之为"以偏概全,绝对化,糟糕至极"的心理状态。

宽容地对待自己,就是心平气和地工作、生活。这种心境是充实自己的良好状态。充实自己很重要,只有有准备的人,才能在机遇到来之时不留下失之交臂的遗憾。知雄守雌、淡薄人生是耐住寂寞的良方。为人处世既不要争强好胜、仗势欺人、得理不饶人,也要敢于面对,处事冷静,做到内心坚强,以德服人。轰轰烈烈固然是进取的写照,但成大器者绝非逞一时之强、热衷于功名利禄之辈。真正的宽容,应该是能容人之短,又能容人之长。对才能超过自己者,也不嫉妒,唯求"青出于蓝而胜于蓝",热心举贤,甘作人梯,这种精神将为世人称道。

俗语有"宰相肚里能撑船"之说。古人与人为善、修身立德的谆谆教诲警示世人。宽容是人们一生的修为,是自我寻找心理平衡的良药。在生活和工作中,在各种社会活动中,人与人交往难免会有摩擦,难免会受到激惹,如何控制和管理自己的情绪,是人个性修养的体现。多种心理疾病与人的情绪管理有关,与人对待和处理事务的态度有关。前面有关章节讲到的心理压抑即说明了心理机制的转移作用,它把人心理负能量偷偷转移到其他方面或者身体的各器官,引起种种不舒服或不愉快感觉,而这种转移往往不被人发现。宽容会帮助人逐渐消化、排解心中的压抑,有利于清除内心的淤积和缓解身体的不适。

宽容的过程也是互补的过程。别人有此过失,若能予以正视,并以适当的方法给予批评和帮助,便可避免大错。自己有了过失,亦不必灰心丧气、一蹶不振,同样应该吸取教训,引以为戒,取人之长,补己之短,重新扬起工作和生活的风帆。

宽容是一种境界,意味着人们良好的心理素质和文化修养。宽容,对人对己都可成为一种无须投资便能获得的精神补品。学会宽容不仅有益于身心健康,且对赢得友谊、保持家庭和睦及婚姻美满,乃至事业的成功都是必要的。因此,在日常生活中,无论对子女、对配偶、对老人、对学生、对领导、对同事、对顾客、对患者……都要有一颗宽容的爱心。宽容,它往往折射出为人处世的经验、待人的艺术、良好的涵养。学会宽容,需要自己吸取多方面的"营养",需要自己时常把视线集中在完善自身的精神结构和心理素质上。

处处宽容别人,绝不是软弱,绝不是面对现实的无可奈何。在短暂的生命历程中,学会宽容,意味着你的人生更加快乐。宽容,可谓人生的一种哲学。因此学会宽容,你的人生会很快乐!

宽容是一种美丽的情感,宽容是一种良好的心态,能够宽容别人的人,其心胸像天空一样宽阔、透明,像大海一样广浩深沉。宽容自己的家人、朋友、熟人容易,因为,他们是自己所爱的人。然而,人们在社会交往中,吃亏、被误解、受委屈的事总是不可避免地发生,面对这些,最明智的选择就是学会宽容。宽容是一种良好的心理品质;宽容是一种非凡的气度、宽广的胸怀;宽容是一种高贵的品质、崇高的境界;宽容是一种仁爱的光芒、无上的福分;宽容是一种生存的智慧、生活的艺术。它不仅包含着理解和原谅,更显示着气质和胸襟、坚强和力量。一个不会宽容、只知苛求别人的人,其心理往往处于紧张状态,从而导致神经兴奋、血管收缩、血压升高,使心理、生理进入恶性循环。

笔者在公交车上看到的一幕,足以折射宽容的魅力。

有一天去上班的时候,在公交车上发生了这样一幕场景。两位女士在相互让座,"你坐吧""不用,我一会儿就到站了。还是你来坐吧"。就在她们相互谦让时,一位三十多岁、身体强壮的男子毫不顾忌地坐上了那个被相互谦让的座位。两位女士相互对视,无奈又意味深长地微笑了一下,但并没有多说什么。

这个场景引发了笔者关于个体和社会交往的一些思考。可以看出,这位男子只有自我意识,缺乏社会意识,也就是说他的个人意识太强,社会公德意识太弱。假如当时其中的一位女子责怪他不自觉的话,就会引起或者发生不愉快的事情,导致言语纷争,直接影响各自的情绪,也会对周围的环境造成不良的影响,破坏人际之间的和谐气氛。这两位女士只是以微笑和沉默的态度宽容了这位男士无礼且非常不合适的行为,同时也体现了她们自己的社会公德意识及宽容大度的高尚情操,避免了不必要的纠纷和争吵。这两位女士的行为从局部看是促成了一次成功的社会交往,避免了不必要的争执或纠纷。成功的社会交往是有一定条件和限度的,众所周知,乘坐公交车让座是一个非常小的生活事件,目前公交车都安装了自动提示语音,以便老、弱、病、残、孕及带小孩的乘客能够有座位,提醒车上的人在面对这些乘客时能够主动让座。从古至今,文明礼让本就是一种美德和良好的社会风尚。但不可否认,目前的确存在个人修养不良的极个别人士,私利意识过重,不顾及旁人的感受,公共意识和乐于助人的意识缺失。两位女士之所以没有纠正那位男士的不礼貌行为,而只是对视一笑,从某种意义上来讲,就是对这种行为的批评和蔑视。因为没有必要与那些缺乏社会公共意识的人发生纠纷而影响自己的良好心情,或是导致言语纷争。也许这位男士事后能够意识到自己的不雅行为,反省自己的失误。

　　人际交往和沟通方式与文化密切相关。中国是一个文明古国,我们本应有优良的文化传统和良好的道德修养。但是,曾几何时,处在社会快速发展中的人们发现,在某些人的观念中,这种美的东西竟然被漠视和淡化。不过,两位女士的让座却体现了高层次的谦虚和礼貌,是当今社会正能量的充分体现,与那位男士的行为相比,形成了鲜明的反差。他的这种不雅行为与大家所崇尚的核心价值观格格不入。或许他本人并没有意识到此种行为的不雅,那是因为两位女士的大度和谅解才没有被同车的乘客吐槽。所以,人们在社会沟通交流方面应该注意:避免与他人直接对抗;不要把亲密关系的建立看成是短期的事情,而要从长远来考虑;自我表现要有礼貌,要把自己摆在适当的位置上。

这个故事虽然是我们身边发生的一件小事,但对小事的忽视时常会引发意想不到的后果。如果在公交车上,双方都没有礼让,就有可能发生人际冲突,激烈的言语可能会导致肢体冲突,只有文明理智的行为才可避免多种不愉快事情的发生。并且在公交车发生冲突很有可能影响司机驾驶,危及车上其他乘客的安全。导致不良后果甚至恶性事件的例子,不正是人们需要警醒和控制的吗?《三国志·蜀书·先主传》有句话说得很好,"勿以恶小而为之,勿以善小而不为"。所以,我们决不能因为这是件小的过错去做了也无所谓,也不要因为它是件很小的好事而漠不关心。人心理问题的产生也是这样,通常我们没有在意的小事,以后很可能会变成我们内心巨大冲突的导火索。无德和冲动只能让人心痛,修养和冷静才会使人心绪平静、使社会稳定。

在学会宽容的同时,我们还要学会善待自己。宽容自己就必须允许自己有缺点、有错误,人非圣贤,孰能无过,就是告诫自己不要对自己太苛刻。只有对自己宽容的人,才有可能对别人也宽容。人的烦恼一半来源于自己,即所谓的画地为牢、作茧自缚。

很多时候,我们需要给自己的生命留下一点空隙,就像两车之间的安全距离——一点缓冲的余地,可以随时调整自己,进退有据。

生活的空间,须借清理挪减而留出;心灵的空间,则经思考开悟而扩展。打桥牌时,我们手中所握有的这副牌不论好坏,都要把它打到淋漓尽致;人生亦然,重要的不是发生了什么事,而是我们处理它的方法和态度。假如我们转身面向阳光,就不可能身陷在阴影里。

我们拿花送给别人时,首先闻到花香的是我们自己;我们抓起泥巴抛向别人时,首先弄脏的是我们自己的手。

一句温暖的话,就像往别人身上喷香水,自己也会沾到两三滴。因此,要时时心存好意,脚走好路,身行好事。

光阴使我们看见许多东西,也使我们看不见许多东西。假如没有黑夜,我们便看不到闪光的星辰。因此,即使是曾经一度使我们难以承受的痛苦和磨难,也不会是完全没有价值的。它使我们的意志更坚定,思想、人格更成熟。因此,当困难与挫折到来,我们应平静地面对,乐观地处理。

心理疾病在大多情况下是自己想出来的,但它不是有意识所为,没有哪个人自己想得病的。这里所说的自己想出来的是指自己对自己身体过于关注,以至于病理的优势观念占了主要地位,导致身体和内心过于敏感。对别人来讲算不得什么事的问题,但对自身而言,就感到特别难受和痛苦。比如一些焦虑或身体的不适感,经过反复体检并未发现明显的病理性问题,可不舒服的感觉却难以消失,那是因为本身存在认知的偏差,对待身体和事物的态度处于消极状态,不能接受和忍耐心中的不适感,也不承认自己存在心理问题,没有给自己留下任何缓冲空间。越是在意、担心身体出问题或者是预料不好的事情将要发生,越是紧张不安,久而久之形成了症结。

所以,在现实生活中,要调整好自己的心态,积极预防心理疾病,就一定要让自己豁达些,因为豁达的人才不至于钻牛角尖,才能乐观进取。还要开朗些,因为开朗的人才有可能把快乐带给别人,让生活中的气氛显得更加愉悦。

仔细想来,要想保持心里快乐,真的不能把人与人之间的琐事当成是非。有些人常常烦恼,就是因为别人一句无心的话,她却有意地接受,并堆积在心中。

一个人的快乐,不是因为拥有的多,而是因为计较的少。多是负担,是另一种失去;少非不足,是另一种有余;舍弃也不一定是失去,而是另一种更宽阔的拥有。

美好的生活来自于健康的心灵和良好的体魄,时时拥有一颗轻松自在的心,不管外在世界如何变化,自己都能有一片清静的天地。清静不在热闹繁杂中,更不在一颗所求太多的心中,放下挂碍、开扩心胸,心里自然清静无忧。喜悦能让心灵保持清亮,并且充塞着一种确实而永恒的宁静。我们的心念意境,如能时常保持清明开朗,则展现于周围的环境,都是美好而良善的①。

---

①注释:后记参考了百度部分词解和《读者》。